「気づき」のがん患者学

サバイバーに学ぶ治療と人生の選び方

古川雅子 Furukawa Masako

NHK出版新書
684

はじめに――医療が進歩したからこそ浮上してきた課題

私はノンフィクションライターとして、医療現場やがんサバイバーの取材を続けて20年近くになります。治療と暮らしの両立をテーマにインタビューを重ね、訪ねたサバイバーは100人以上になります。取材をきっかけに親交を深め、十数年以上にわたってつながっている人もたくさんいます。

ここにきて、治療風景がずいぶん変わってきたなと感じます。

初期段階で自覚症状のないがんは、ある程度進行した状態で見つかることが多いですが、近年は進行がんになっても治療の選択肢が大きく広がっています。治療は続いていても、症状が落ち着いた状態を長く保っている方もいますし、一旦は病状が悪くなり、死の淵に立たされるような経験がありながら、治療が著効《ちょこう》し、今ではバリバリと働いているという方もいます。

そうした方たちにインタビューすると、年表になるぐらいの治療歴を持っていて驚くことがあります。

たとえば5ページの「治療年表」は、肺がんの診断から10年を経た清水公一《しみずこういち》さんが取材時に見せてくれたものです。転移を繰り返してきた清水さんは、手術、放射線治療、抗がん剤治療と三大治療を駆使して防御を続けてきたことが伝わってきます。薬剤の名前もいろいろ並んでいますが、治療の選択肢が増えてきたということは、医療というものが進歩してきた証しでもあるように思います。

この「年表」を俯瞰してみると、結婚や子どもの誕生といったライフイベントのど真ん中が、度重なる治療で埋め尽くされていることに気づきます。仕事の欄に目をやれば、幾度も休職を繰り返していて、清水さんが治療のつらさだけでなく、その間の暮らしをどう支えていくかという人生上の課題にも向き合ってきたことが窺い知れます。

とりわけ、この数年のがん医療の変化は、目覚ましいものがあると感じます。

たとえば、清水さんの治療歴の後半にある「免疫チェックポイント阻害薬」は、今までの抗がん剤とは作用機序《さようきじょ》（薬が治療効果を及ぼす仕組み）の違う、「がん治療のゲームチェンジャー」ともいわれる薬です。三大治療に続く「第4の治療法」とされています。第1章

図　清水公一さんの治療年表

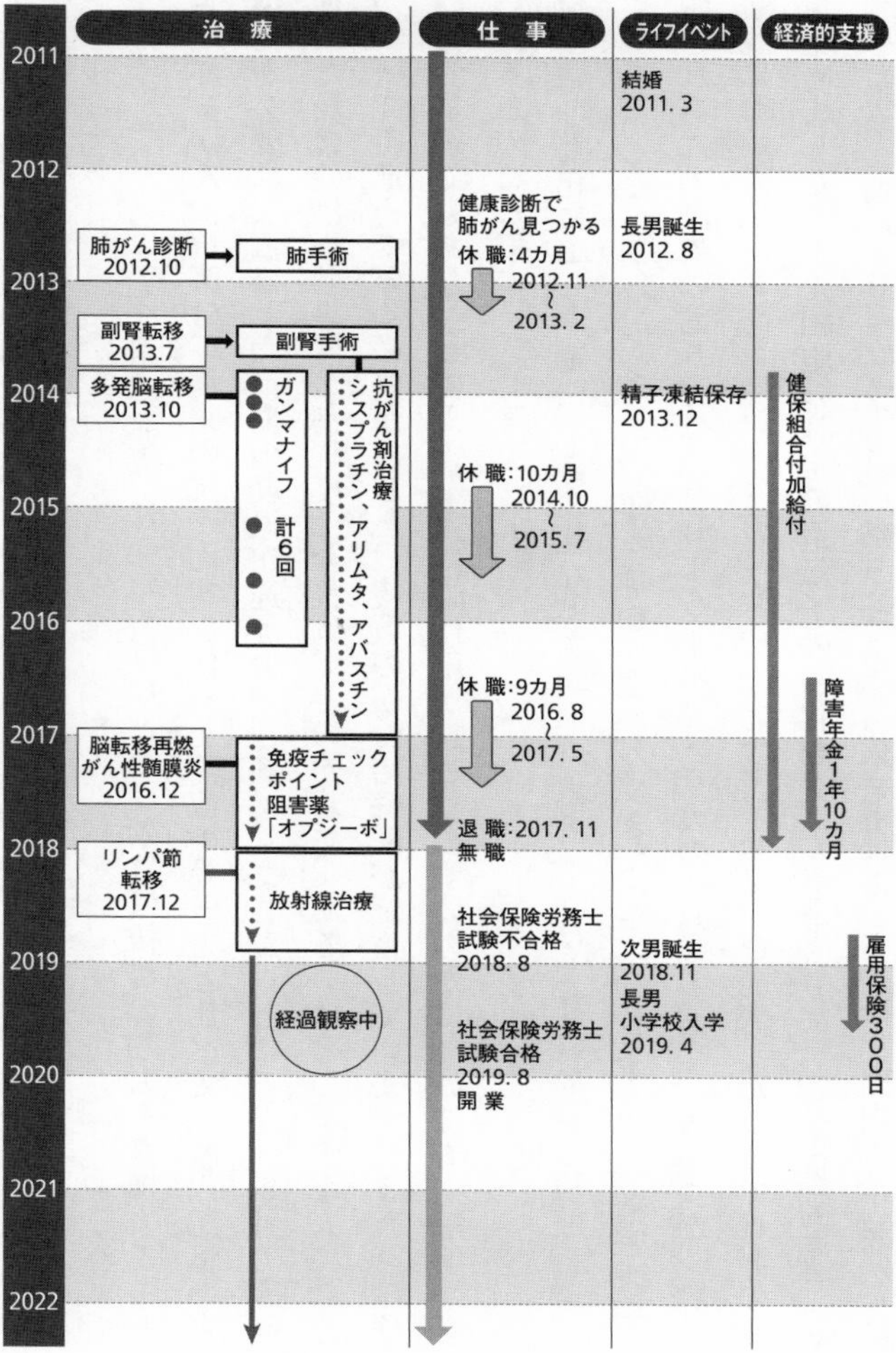

で詳述しますが、清水さんの場合はこの薬剤が著効し、がんの兆候がない状態（寛解）を保っています。

「免疫チェックポイント阻害薬」についてはひとたび効けば抜群の効力を発揮することから、あるがん治療医は、従来の抗がん剤を使った治療の効き方と比べて「脳内記憶の書き換えが必要になるほど」治療の経過が違うのだと証言しました。ところが、単独で薬剤を使った場合の治療効果は2割程度。今後は、どのがんに、あるいはどのような人に効くのか、研究を進めていく必要があると、複数のがん治療医が証言しています。また、副作用のある薬剤でもあり、どのような人に副作用が起こりやすいのかについても、解明が必要であるとのことです。

治療薬の進化により、遺伝子の変化などを調べ、患者一人ひとりに最適な治療を選ぶ「プレシジョン・メディシン」も、年々様相が変わってきています。日本語で「精密医療」と訳されるこの医療のあり方は、２０１５年にアメリカのオバマ大統領（当時）が一般教書演説において「プレシジョン・メディシン・イニシアチブ」を発表したことで世界の注目を集めました。がん細胞の特定の遺伝子の変化をターゲットとした「分子標的薬」（がん細胞の増殖に関わる特定の分子を狙い撃ちしてがんの増殖を抑える薬）は、国内の承認薬だけでも膨大な数に上ります。そのうえ、免疫チェックポイント阻害薬のような新しい機序の治療薬が登場したわけです。プレシジョン・メディシンががん治療の主流となっていく中で、「投与すべき患者」をいかに選別していくかが重要な課題になってきました。これは、医療の「精密さ」を追求する研究においても、治療を受けたい患者の薬へのアクセスを担保する医療政策においても、十分に精査が必要な課題です。

私はサバイバーの証言を集める中で、「今のがん医療を知るには、プレシジョン・メディシンを届ける『がんゲノム医療』を理解しないと始まらないな」と感じていました。そこで、この本を著すにあたって、オール・ジャパンの体制で医療インフラの整備が進む、「がんゲノム医療」の最新事情についても取材を重ねました。

ゲノムとは、「生物の設計図」であり、遺伝情報の全体を表します。「がんゲノム医療」は、がんと関連する遺伝子（遺伝情報の一つの単位）の状態を確認することがポイントとなります。主にがんの組織を使い、多くの遺伝子を一度に網羅的に調べる「がん遺伝子パネル検査」によって、一人ひとりの遺伝子の変化、あるいは、生まれ持った遺伝子の違いを解析し、その結果に基づいて行う医療を指します。日本では19年に、このパネル検査の一部が保険適用になりました。

印象的だったのは、がんゲノム医療の推進役である間野博行《まのひろゆき》・国立がん研究センター研究所長へのインタビューでした。間野医師に、「真の意味で『精密』な医療の未来にどこまで近づいているのでしょう」と尋ねたところ、

「がん遺伝子パネル検査が保険診療で受けられる体制になり3年経ちました。今はもう確実に『見える未来』です」

という明快な答えが返ってきたのです。

研究を進める人たちの頭の中では、もう、がんの個性に合わせて精密な医療が提供される未来が見えている——それは大きな希望だと感じました。

ただ、現場の複数の研究者を訪ねて実情を聞くうちに、プレシジョン・メディシンが滞《とどこお》りなく「届く医療」になるには、数々の課題が降り積もっていることもわかりました。たとえば、現時点でがんゲノム医療で恩恵を受けられている人はわずか10％程度にすぎません。さらに、検査で調べて遺伝子変異が見つかったとしても、それに対応した治療薬が現存しない場合が数多くあるのです。なかなか届かない医療であることから、「がんゲノム医療難民」なるキーワードも生まれています。

そこで私は、本書の執筆にあたり、がん医療の恩恵と発展途上の段階であるという課

題、すなわち光と影両方の側面を描くよう心がけました。

本書は私が一人ひとりのサバイバーを訪ね、聞き取ってきた「声」から生まれました。大きな転換点にある「がん医療の今」の姿に触れつつ、情報の洪水に流されることなく、自分らしい治療の選択をするために何が必要なのか。医療だけで解決できない課題には、どう向き合っていけばいいのか。耳を傾ける中で得られたたくさんの「気づきの視点」を共有したいと考えました。


第1章では、具体的な事例として、免疫チェックポイント阻害薬の治療を受けた清水さんが「もう生きられないかもしれない」という死の淵から生還し、長期生存を達成するに至った治療体験をルポします。同時に、三大治療の他に、続々と新しい療法が登場する最新のがん医療事情をお伝えする中で、それぞれの療法ならではの強みと課題はどこにあるのか、最前線に立つ医師や研究者へのインタビューを通じて解きほぐしていきます。

続く第2章では、がんゲノム医療の現況を紐解《ひもと》きます。同時に、患者の視点を医療に取り入れていく「医師と患者がともにつくる医療」の試みにもスポットを当てます。

第3章では、かつてアメリカの俳優のアンジェリーナ・ジョリーさんがゲノム解析を行い、乳がんや卵巣がんになりやすい遺伝子の変化が見つかったため、がんを発症していない段階で乳房や卵巣を切除した「アンジーの選択」を振り返り、ゲノム情報に基づいて手段を講じる「先制医療」の現況をお伝えします。一方で、遺伝情報による差別を禁じる法整備が遅れている日本の現状にも触れ、ゲノム医療が発展する時代ならではの倫理的な課題についても掘り下げます。

翻《ひるがえ》って、毎年多くの新しい治療法や薬が開発される中で、複数の選択肢から「小難しい」医療用語を駆使して難しい意思決定をしなければならない場面が増えています。しかも、個別性の高い選択に、完全無比なる「答え」は存在しません。医師に対して、自身の生きる指針や価値観を伝え、患者側が積極的に医療に「かかわる」ことの大切さも見えてきました。そこで第4章では、正解なき時代に、患者が自分なりの納得感をもって医療を選び取っていくための情報収集の仕方や必要な予備知識、リスク情報のとらえ方について取り上げます。また、「家族にがんを伝える際に心がけること」についても、当事者たちにインタビューしました。

さらに、「医療が進歩したからこそ浮上してきた課題」としての「お金の問題」を取り上げたのが第5章です。高額な治療費を長期間捻出しながらがんと闘う「逼迫《ひっぱく》する患者の家計」と、高額な薬剤が「国の財政」に与える影響という、別々の切り口から迫りました。いずれも、バイオ製剤の発展に伴う医薬品の高額化に端を発する問題です。

第6章では、働き盛りでがんになった従業員を職場でどう支えるかという「治療と就労の両立支援」のテーマを、最終章となる第7章では、治療が長期化し、がんが「長く付き合う慢性病」になりつつある中でがんを生き抜くサバイバーがどのように暮らしの工夫を凝らしているのかをクローズアップします。また、がんが契機となって引き起こされる「新たな健康問題」にも触れています。

ご自身やご家族ががんを宣告されて、治療法の選択に悩んでいる人。がんが進行して、病と長く付き合いながらも自分らしく生きる道を模索している人。あるいは、がん検診を受けた方がいいかどうか迷っている人。がんにかかるとどんな経過をたどるか知っておきたい人。それぞれの人たちが自身の「羅針盤」を見つけ、力強く歩を進めるための道案内として、この本が少しでもお役に立てれば幸いです。

「気づき」のがん患者学　サバイバーに学ぶ治療と人生の選び方　目次

校閲　円水社
図版・本文組版　米山雄基

第1章　精密医療《プレシジョン・メディシン》時代のニューノーマル

肺がんステージ4「崖っぷち」からの生還

がんになって、丸10年——。

千葉県佐倉市で社会保険労務士事務所を営む清水公一さん（45）は、妻と10歳になる長男、4歳の次男との4人暮らし。「まるでジェットコースターのようでした」という自らのがん体験を振り返ります。

2012年、清水さんは35歳の時に肺がんに罹患しました。長男が誕生して2カ月半というタイミングでした。翌年、副腎《ふくじん》に転移してステージ4に進行。肺がんとして、4つの区分で最も進行した段階です。以降、毎年のように転移を繰り返し、16年末には、がん細胞が脳の髄膜に転移しました。

清水さんはこれまでに、手術療法、抗がん剤治療、放射線治療の三大治療に加え、「オプジーボ（一般名ニボルマブ）」による免疫療法を経験しています。ちなみにオプジーボは、免疫療法で用いられる「免疫チェックポイント阻害薬」の一つ。がん細胞によって抑えられていた免疫機能を再び活性化させる薬です。

現在、清水さんはがんの兆候がない状態（寛解）を保っており、社会保険労務士として働いています。取材時は話しながら時折コンコンと浅い咳をすることがあったものの、体調はよいと話していました。

「あ、これ（咳）は肺がんの後遺症で今も時々出るんですよ」

がんが脳と脊髄に転移した影響で、視神経にも障害が残ったといいます。

「世界を見ると、よく星が飛んでいます」

次男を授かったのは、18年の11月でした。

「結婚した時に、『二人以上欲しいね』と夫婦で話していたことが、大病を経験した後に実現するなんて信じられない思いです。長いトンネルから抜け出してきて、今は日常生活がキラキラしている感じなんです」

放射線でモグラ叩きのように転移がんを叩く

清水さんに肺がんが見つかったのは、12年10月でした。生命保険会社への転職を控え、入社前の健康診断で肺がんの疑いを指摘されたのがきっかけです。入社して早々に休職することになりました。

腫瘍の切除手術を受け、術後の病理検査でステージ1bと診断されました。13年2月に仕事に復帰した時は、新しい職場での事実上の仕事はじめになりました。

その年の夏、左の副腎への遠隔転移が見つかります。その時点で、がんの進行度は一気に「ステージ4」になりました。当時、肺がんステージ4の5年生存率は5％を切っていたため、「最初の診断の時よりショックが大きかった」と清水さんはいいます。

副腎は、手術を受けて摘出しています。しかし翌月、右手に力が入らなくなり、数日後に靴ひもが結べなくなってしまいました。緊急で受診すると、脳に3～4㎝大の腫瘍が見つかったのです。肺がんによる転移性の脳腫瘍で、すぐに入院することになりました。

「症状が出ると怖いじゃないですか。『俺もう帰ってこられないだろうな』と思いながら、病院に向かった記憶があります。その時は知識がなかったので、頭にがんがあったらもう（治るのは）難しいと思っていたんです」

脳への転移は多発性で、転移を繰り返します。それらをモグラ叩きのように、ガンマ線（放射線）をピンポイントに腫瘍めがけて照射する「ガンマナイフ」で叩いていきました。

死を覚悟してエンディングノートを書く

清水さんは脳転移を放射線で叩いた後、当時の主治医と治療方針について話し合いました。主治医は、さらに再発する可能性は極めて高いものの、叩く目標がないので、抗がん剤を投与するのは正常な細胞を傷つける弊害の方が大きいと判断し、経過観察をしていく方針でした。けれども清水さんは、子どもが生まれたばかりでもあり、「再発する可能性が高いのなら、待つのではなく予防として何らかの手を打ちたい」と考えていました。

主治医と意見が分かれたため清水さんは、セカンドオピニオンを求めて都内の大学病院を受診します。その病院では、予防的に抗がん剤を投与する方針が立てられました。そこで清水さんは転院し、3種類の薬を投与する抗がん剤治療を受けました。

過酷な抗がん剤治療は4カ月続きました。その後も維持療法（がんの再発や進行を予防するために行われる治療）として抗がん剤を継続することになりました。

ところが16年夏、もともとあった脳転移が再び悪化します。さらにその年の年末には、「がん性髄膜炎」を発症して厳しい病状に陥りました。

がん性髄膜炎とは、脳や脊髄を包む髄膜にがん細胞が広がった状態で、治療法が確立していません。情報を調べると、予後が悪いケースが多いと知り、清水さんは生きることが難しいのではないか……と明るい展望を描けなくなっていきました。この時点で清水さんは、死を覚悟してエンディングノートを書いています。

「あの時はもう、生きるか死ぬか。仕事も休職して、あとは家族とどう過ごすかに意識を向けていました」

オプジーボの生みの親と対面

そんな時、転機が訪れました。それまで継続していた抗がん剤が効いていない。その事実を伝えた後、医師は新薬のオプジーボによる治療を新たな選択肢として提示したのです。肺がんで保険適用（14年7月に承認。15年12月に肺がんへ適応拡大）された翌年のことでした。効く人にはよく効くが、脳転移の患者に効くというエビデンスはまだないと、担当医はその当時は知見が積み上がっていない新薬の現実も伝えた上で、わずかな可能性はありそうだからと使うことを提案。清水さんは藁《わら》にもすがる思いで受けることを選択しました。16年12月に投与を開始したところ、2カ月後の検査で腫瘍マーカーが基準値内に下がり、脳や髄膜に散らばっていたがんがCT画像上は消失しました。医師も驚く展開だったといいます。

「地獄から天国に行ったような、超ジェットコースターですよね。医師からは、僕はまれなケースだと聞きました。画像からがんがどんどん消えて、ひょっとしたら生きられるかもしれないと思ったんですよ。命を拾ってくれた薬に、感謝しかありません」

清水さんは1年間投薬を受け治療が奏効し、オプジーボの治療を休止しました。その後、リンパ節へ転移したがんが少し残っていたため、放射線治療を受けました。今は原発巣（もともとのがんがあった部位。清水さんの場合は肺）も転移巣も、がんは寛解しています。

後に、清水さんはオプジーボの生みの親といわれる、本庶佑《ほんじょたすく》京都大学名誉教授本人に感謝を伝える機会を得ました。19年に京都で開かれた、本庶博士のノーベル医学・生理学賞受賞（受賞は18年）を記念する会合でのことです。

本庶博士は、1992年にたんぱく質「PD－1」を発見した人物。PD－1が特定の分子と結びつくことで免疫にブレーキをかけることを解明し、従来とは異なる原理に基づく新しいがん免疫療法への道すじをつけました。

清水さんは、本庶博士と対面した折、握手をして一言お礼を伝えたといいます。

「本庶先生の研究がなければ、おそらく僕は生きていないと思います。命の恩人に謝意を伝えられてよかったです」

人生のレールを敷き直す

清水さんが第二子を持つ決断をしたのは、オプジーボの治療中でした。清水さんは抗がん剤治療に入る前に、妊孕性《にんよう》（妊娠する力）を温存するため精子を凍結保存していました。最近、がん患者の妊孕性温存は社会的にも動きがあり、注目を集めています。このくだりは、第7章で詳しく述べます。

妻が次男を妊娠し、清水さんは「二人を育てるために、また仕事を頑張らなきゃ」と気持ちを新たにします。ただこの間、長い治療生活でトータル23カ月間休職しており、会社の休職期間を使い果たしていました。17年末に保険会社を退職し、生活の糧も必要であり、一念発起して社会保険労務士の国家資格を取りました。

「家計を考えれば、会社員として残れたら一番よかったですよね。退職したのは、止むなくというところはあります。ただこれからは、どうせ仕事をするなら、がん患者が自分らしく生きるためのサポートをしたいと。僕にはおまけの人生があるような感じで、何かしら人に貢献しないと、と思ったんです」

社会保険労務士は合格率が6～7％という難関の国家資格であり、1年目は試験に落ちました。資格を取得できたのは、長男が小学校に上がった19年のこと。20年に社会保険労務士事務所「Cancer Work-Life Balance」を開業しています。がん患者の支援に特化した事務所であり、その名前に清水さんの思いが込められています。

「僕自身が、厳しい治療と仕事の両立に苦労したんです。長く休職して、障害年金という制度に助けられた経験があります。その制度を教えてくれたのは、患者会で知り合った肺がん患者さんです。がん患者でも頼れる制度があることを知らせ、働けなくなった人を支えたいし、一方で働ける人には、いかにすれば仕事を継続できるかという面からサポートしたい。僕自身、退職後にがん患者の再就職が厳しいという現実も味わいましたから」

治療中、清水さんは「人生のレールから外れた」という気持ちが強かったといいます。

「今は『これから生きていかないと』という責任感も芽生えてきました。独立して日も浅く、生活や家計などにゆとりはありません。これが現実です。でも、子どもが成人するまでは生きたいと思うようになった自分がいます。人生のレールを敷き直しているところだという気がしています。稼がなきゃいけないとか、やっと普通の40代が抱える悩みが出てきているところです」

（「Yahoo!ニュース特集」22年2月28日公開記事より。追加取材を加えて改稿。243〜247ページも）

清水さんの言葉には、長い闘病を越えた「その先の人生」の課題も含まれていました。

免疫チェックポイント阻害薬の「尻尾」

治療の向上に伴い、がん患者の5年生存率が向上しています。肺がんを例にとって進行度別に推移を見ると、地域がん登録に基づくデータで最新の2009年から11年に診断された患者群の5年生存率は、93年から95年に診断された患者群のデータと比べて、「領域」(がんの転移や臓器への浸潤《しんじゅん》があるもの)では15・1ポイント増えています。また、「限局」(がんが発生した臓器にとどまるもの)では17・7ポイント増でした(図1-1参照)。

こうした生存率向上の背景に、抗がん剤の進展があると考えられています。近年は効き目が持続する新しい治療薬が開発され、生存率はさらに向上すると予測されています。

台頭してきた新しい治療薬の筆頭が、免疫チェックポイント阻害薬です。肺がんの薬物療法を専門とする佐々木治一郎《ささきじいちろう》・北里大学病院集学的がん診療センター長は、免疫チェックポイント阻害薬の治療に手応えを感じ始めています。

「抗がん剤の中には長期に使うと効き目が下がるものもあるのですが、免疫チェックポイント阻害薬では効き目が長く維持されるケースが出てきたんです。ステージ4の患者さんであっても、薬を投与し続ければ10年間ずっと再発せずに治るような人が出てくるかもしれません」

図1-1　5年生存率の進行度別推移（肺がんの場合）

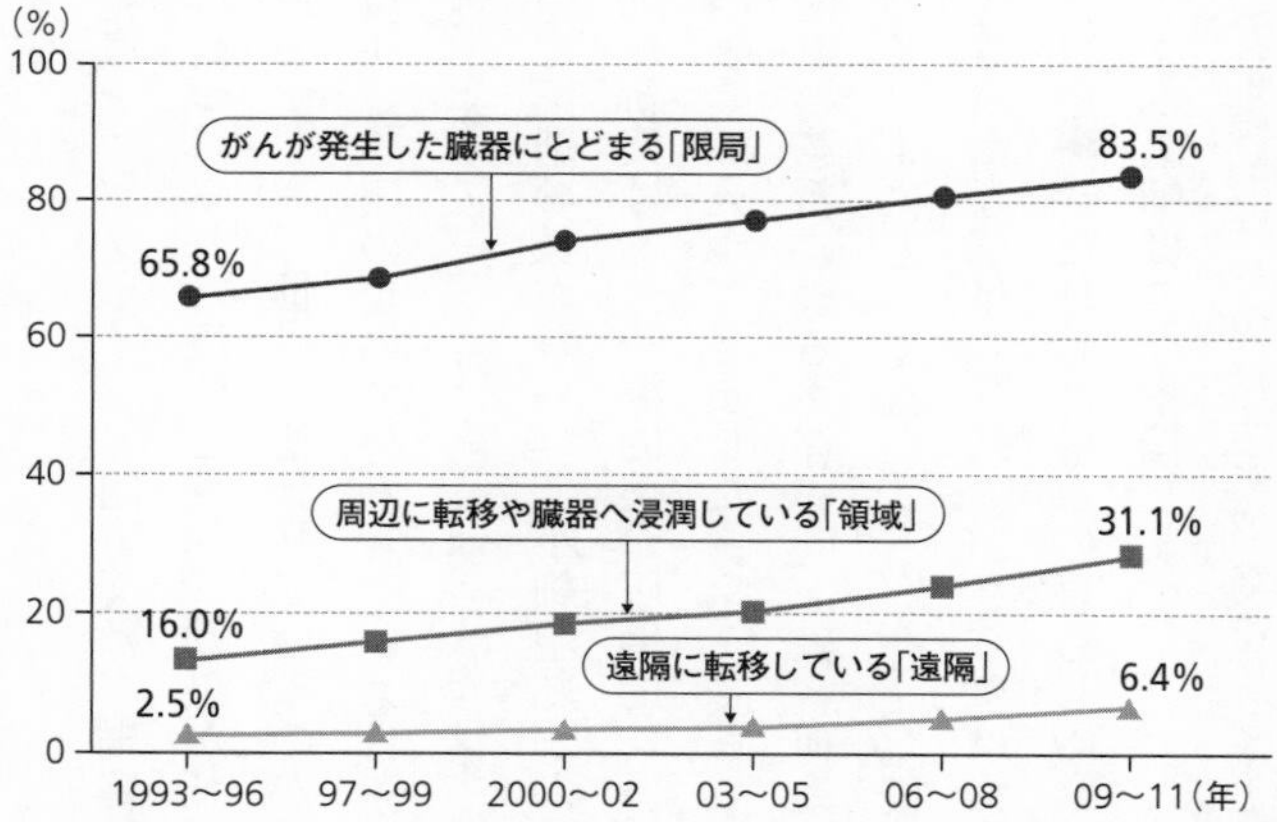

出典：全国がん罹患モニタリング集計2009-2011 生存率報告（国立がん研究センターがん対策情報センター，2020）など

24年は、免疫チェックポイント阻害薬として国内で最初に認可されたオプジーボが、肺がんに適応拡大されてから10年という節目になります。佐々木医師によれば、進行した肺がんの場合、細胞を殺す力が強い従来の抗がん剤では「中間生存期間が数カ月延びさえすれば、医学界ではいい評価」だったのに対し、「桁違いに、何年も大丈夫なパターン」が出てきているというのです。患者の生存曲線がある一定のところから落ちないことから、効き目が長く持続する現象が「tail-plateau（テール：尻尾、プラトー：平坦な台地）」と呼ばれ、免疫チェックポイント阻害薬の大きな特徴として注目されて

います。

免疫チェックポイント阻害薬は、網羅的な遺伝子検査にもとづいて治療するゲノム医療に位置づけられる療法とされ、効果が証明された免疫療法として診療の現場で使われ始めています。今、世界で使われているのが13剤。日本で承認されたものは6剤あります。

現在、診療の現場で使われている抗がん剤は、従来型の「細胞障害性抗がん薬（殺細胞性抗がん薬とも）」「分子標的薬」「免疫チェックポイント阻害薬」の3種類です。開発されている薬剤の数が多い「非小細胞肺がん」を例にとると、２０００年代に入ってから承認された新薬は、分子標的薬が圧倒的に多く、15年のオプジーボ以降に免疫チェックポイント阻害薬が入ってきました（図１－２参照）。

医療の革新による生存率向上は、何よりもうれしい進歩です。一方、治療を経た患者・サバイバーにとっては、「その先」の課題ものしかかっています。たとえば、がんを起因とする新たな病気のリスク。さらには治療費の負担や、長期にわたる治療で減収になったり仕事を失ったりした場合の暮らしの立て直しなど、課題の内容は様々です。

佐々木医師はこう指摘します。

「分子標的薬や免疫チェックポイント阻害薬などの登場で、がん患者の生存率は伸びる

図1-2　非小細胞肺がんの薬剤における日本での承認年次

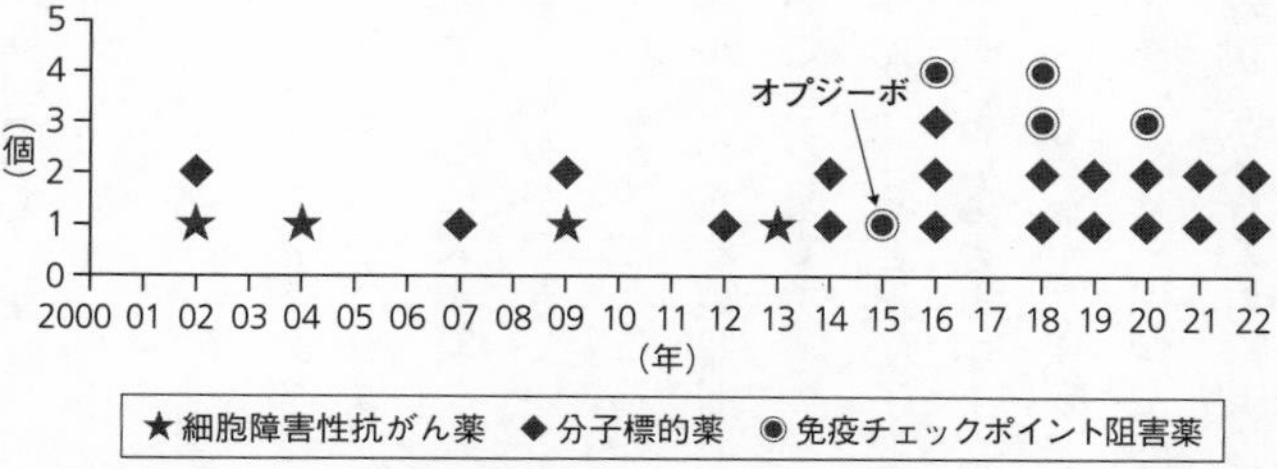

出典：日本肺癌学会「肺がん治療に使用される薬剤一覧」及びPmda「新医薬品の承認品目一覧」より作成

でしょう。ただ、治療の過程で心臓病や脳梗塞《のうこうそく》を発症するケースもあります。治療費の負担で生活苦に陥ることもあります。がん治療の『その先』をどうフォローアップしていくかが課題です」

がんを克服、あるいは、がんとともに生きる長期生存者が増えてきている今、佐々木医師は「がんサバイバーシップ」の理解が重要だと説きます。がんサバイバーシップとは、がんの診断を受けた人たちがその後に抱える社会生活上の問題を、本人や周囲の人々、社会全体が協力して乗り越えていくという考え方です。

「これからのがん闘病には、生活上の新しい戦略が必要になってきます」

新しい治療薬の登場は、がんを生き抜く日々のあり方を変えつつあるのです。

がん細胞のアキレス腱を叩く

プレシジョン・メディシン（精密医療）に革新をもたらす免疫チェックポイント阻害薬の登場の手前に、分子標的薬の大きな発展がありました。分子標的薬の登場で、がんの個性に合わせて治療ができるようになり、医療の風景はガラリと変わりました。

大きく変わったのは、治療に対する根本的な考え方です。従来の抗がん剤は、基本的にがん種ごとに大規模な臨床試験を行い、得られた結果により標準治療を確立するスタイルです。がんができている部位を確認して「臓器別」に診療科が決定され、治療法が決められていきます。ところが、分子標的薬は、狙い撃ちにする分子に対応する薬が開発できれば、がんがある臓器別ではなく、がんを引き起こしている「遺伝子別」にがんを分類し、治療できる薬です。

がんになると遺伝子変異（遺伝子の変化のこと。「遺伝子変異」の他にも「コピー数異常」「構造異常」といった遺伝子の変化があり、まとめて「遺伝子異常」といいますが、本書では一般的に使われている「遺伝子変異」と統一して記述します）がたくさん起こります。遺伝子には私たちの体をつくり、保つために必要な情報が含まれていますが、遺伝子変異が起こると体の正常な働きが保たれなくなることがあります。ただ、がんの増殖などに関わる遺伝子変異の

図1-3　肺がんの検査と治療薬の選択（非小細胞肺がんステージ4の場合）

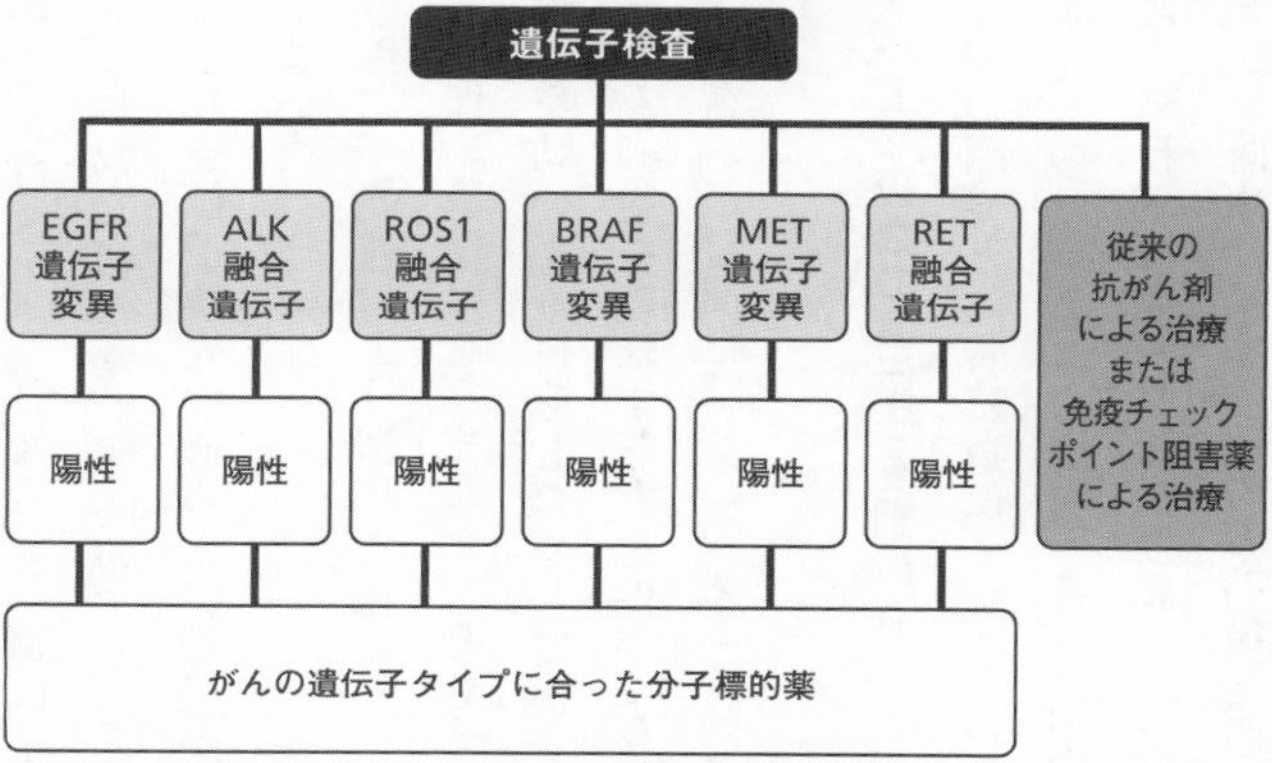

出典：「肺癌診療ガイドライン2021年版 Ⅳ期非小細胞肺癌薬物療法」を参考に作成
※KRAS遺伝子変異は22年1月、2次治療以降の新たな選択肢として「ソトラシブ」が承認されています

全部を叩く必要はなく、ある効果的な一つのターゲットだけを叩けば治せるという、特異な目印があるだろうと考えられてきました。がんの増殖に直接関わる遺伝子こそが、がんの〝アキレス腱〟であり主に、そのアキレス腱にあたる「ドライバー遺伝子」を叩くのが今の分子標的薬の戦略です。ちなみに、ここでいう「がんの増殖に直接関わる遺伝子」の変異というのは、親から子に伝わる遺伝とは関係なく、後天的な遺伝子の変異です。

　ドライバー遺伝子変異には個人差があり、どのタイプのがんなのかを見分ける目印として治療法の選択に使われています。肺がんなら、図1-3の「EGFR」「A

LK」「ROS1」「BRAF」遺伝子などがそれにあたります。日本では、2002年に肺がん領域で初の分子標的薬イレッサ（一般名ゲフィチニブ）が保険適用になり、その後、EGFR遺伝子変異のある人に効果があるとわかったため、肺がんの薬物療法が大きく転換しました。

さらに、先述のように15年12月からは免疫チェックポイント阻害薬が非小細胞肺がんに対して保険適用になりました。そもそも免疫とは、自分ではないもの（異物）が体に入ってくるのを防いだり排除したりして体を守る力であり、免疫チェックポイント阻害薬は、免疫ががん細胞を攻撃する力を保つ（免疫にブレーキがかかるのを防ぐ）薬です。遺伝子の変異頻度が高いがん細胞ほどこの薬剤の効果が高いとわかってきました。

パネル上で複数の遺伝子を調べる

薬剤の開発と同時に遺伝子検査の技術も進歩し、遺伝子を一つひとつ順番に調べる従来の検査から、ゲノムの情報を見て治療方針を決めていく方向へとシフトしつつあります。がんに関わる複数の遺伝子変異を一度で網羅的に調べ、患者に合う治療薬を探すのが、「がんゲノム医療」です。その牽引役として躍り出たのが、肺がん領域です。

肺がん領域は、他のがん種よりも個別の遺伝子変異に対応する薬剤が多く開発されていて、がんの原因となるドライバー遺伝子それぞれに対応する治療薬が、すでに数多く保険適用になっています。そのため臨床の場では、がんの原因になる遺伝子の変異の種類ごとに治療の戦略を立てるゲノム医療が進んでいます。

たとえば肺腺《はいせん》がんでは、がんの原因になる遺伝子変異が十数種類見つかっています。日本人の場合、対応する薬がある遺伝子変異を調べたところ、EGFRの遺伝子変異が最も多く約50％、次がKRASの遺伝子変異で約10％、さらにALK融合遺伝子、ROS1融合遺伝子と続きます。たとえば、このうちEGFRに変異があれば、他の遺伝子変異はないとわかっており、従来はEGFRに変異がなければ、それぞれの遺伝子変異を調べていました。

東京大学ヒトゲノム解析センターゲノム医科学分野の柴田《しばた》龍弘《たつひろ》教授（国立がん研究センター研究所がんゲノミクス研究分野分野長兼任）は、がん診療の変遷について、こう話します。

「肺がん一つで、原因の遺伝子と対応する治療薬の組み合わせが10にも増えたら、まずEGFRの変異を調べ、見つからなかったら次の遺伝子変異を調べて……と一つずつ順番に調べるやり方では、特定するまでに患者さんのがんが進行してしまいます。そこで、可能性のある遺伝子を最初から一気に調べる『マルチな遺伝子検索』に切り替わってきているのです。薬に反応する患者さんのタイプを、迅速に、もれなく、たくさん、正確に調べられることが鍵になります」

このような考えのもと国立がん研究センターで開発された、標的になる遺伝子だけを濃縮して解読する「がん遺伝子パネル検査」が今、診療の場で使われています。これにより約130個の遺伝子を一気に調べることができます。また、日本で診療の場に導入された、アメリカのパネル検査は、一度に数百のがん関連遺伝子を調べることができます。

このようにマルチに調べる遺伝子検査が、肺がん領域で率先して行われるようになったのです。ただし、今はゲノム変異に対応する治療薬が多数存在するのは肺がんぐらいで、他のがん種では、ゲノムの変異はいろいろ見つかっていても、対応する治療薬がないために、そこから先につながりにくい状況があります。

次世代シーケンサーの貢献

こうしたゲノム医療が進む背景には、「次世代シーケンサー」の普及があります。

ヒトの遺伝子情報は4種の「塩基」と呼ばれる物質で構成されるＤＮＡに書き込まれて

います。塩基はA、T、G、Cで表され、その配列をシークエンスする（読み取る）装置をシーケンサーといいます。１９９０年代の国際ヒトゲノム解析計画では、一人分のゲノムを読むのに約10年、約３０００億円かかりました。ところが今は、世界の最新機種を使えば、ヒト一人分のゲノムを約1日で読めるようになり、費用は、この10年ほどで10分の1に減少しました。一人当たりの全ゲノムが、5～6時間、１０００ドル（約13万円）を切る費用で解読できる時代に入ってきています。

次世代シーケンサーは、今も一台数千万円と高価な機器ですが、高速な読み取りを可能にしたことで検査費用が下がり、ゲノム解析を診療に用いることが可能になってきました。今も高額な検査ではあるものの、この次世代シーケンサーを保険診療の中で使うことができるようになったことで、パネル検査で遺伝子を一気に読み取ることが可能になりました。がんゲノム医療の発展の陰に次世代シーケンサーあり、なのです。

柴田教授は、ゲノム医療の将来像について、次のように語ります。

「遺伝子を調べる技術が進んでコストが安くなって、さらにがん研究が進んで標的薬が増えれば、最初からゲノム丸ごとを調べて診療するのが理想です。今後、全ゲノム解析を診療に使う段階に移行するには、ゲノム全体における変異の意味を深く理解するとともに、患者さんの治療のために正確で有用な情報を還元する仕組みをつくることが必要です」

抗体医薬の目覚ましい進歩と課題

ここで改めて、現時点でプレシジョン・メディシンの中心的な役割を果たしている分子標的薬の変遷について説明します。

この20年間で分子標的薬は目覚ましい発展を遂げました。現在、日本で保険適用になっている分子標的薬は百種類近くにものぼります（図1－4）。

私ががん医療や患者さんの取材を始めたのは、２０００年代半ば、01年に日本で承認された「ハーセプチン（一般名トラスツズマブ）」という分子標的薬が医療現場で使われ始めた頃です。乳腺外科医や腫瘍内科医が、「患者さんの予後が改善されつつある」と明るい顔で話していたのを昨日のように覚えています。

ハーセプチンの効果が顕著なのはＨＥＲ2《ハーツー》たんぱくが過剰発現しているタイプの乳がんです。鍵と鍵穴にたとえるなら、ハーセプチンは、「ＨＥＲ２」という細胞膜の表面の目印になるような分子の鍵穴（抗原）にくっつく鍵（抗体）を用いる抗体薬です。分子標的薬には二つのタイプがあります。一つは小さな化合物で特定のたんぱく質の邪魔をするよ

図1-4　日本で承認されたがん分子標的薬の総数

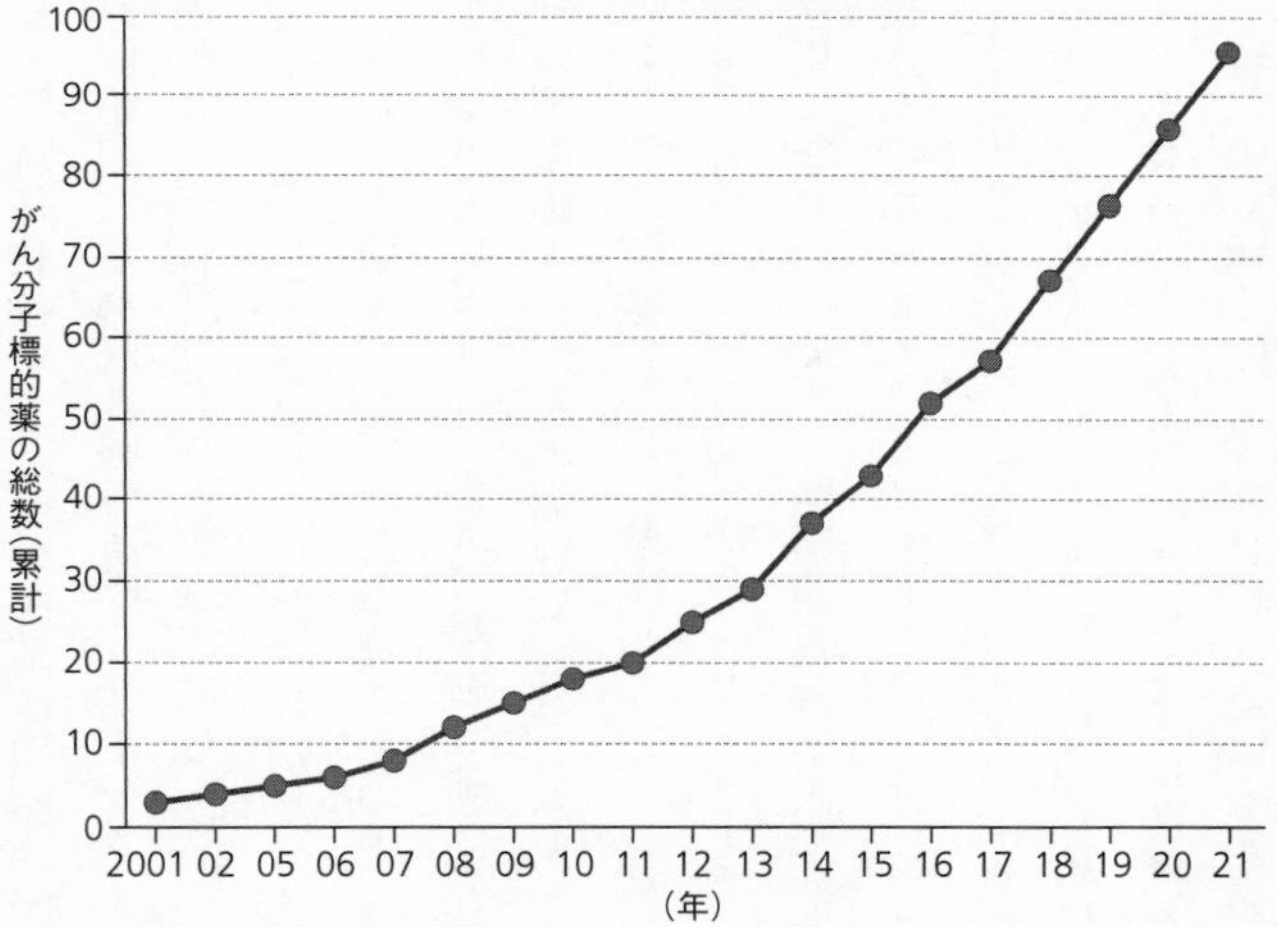

出典：日本がん分子標的治療学会JAMTTC News　Letter21-2、及びPmda「新医薬品の承認品目一覧」より作成

うなタイプ。もう一つは、遺伝子が変異してがん表面に発現する特定の抗原だけを抗体が狙い撃ちするタイプ。後者のタイプが抗体薬であり、プレシジョン・メディシンを大きく発展させました。

　こうした画期的な分子標的薬の登場で、20年前に取材を始めた頃、すでに日本においても診療で遺伝子を調べることは、もはや当たり前という時代を迎えていました。

「分子標的薬が出てきて、乳がんの治療成績はものすごくよくなりました」

　改めてそう語るのは、中村《なかむら》清《せい》吾《ご》・

昭和大学特任教授です。中村医師は聖路加国際病院ブレストセンター初代センター長で、現在は昭和大学病院乳腺外科ブレストセンター長と同大学臨床ゲノム研究所所長を兼任しています。分子標的薬の登場が乳がん診療に与えた影響について、次のように語ります。

「ハーセプチンが登場し、特に転移がんの予後が改善しました。その後、後発薬も出てきて、長年この薬を使っている患者さんの中には、15年ぐらい僕のところに通って治療を続けている人もいます。その人は最初、肺への転移があったけれど、元気にされていますよ」

その他の婦人科がんの領域にも進展がありました。18年から卵巣がんの治療薬として、がんのＤＮＡの修復機構に着眼してつくられた「ＰＥＲＰ阻害薬」である「リムパーザ（一般名オラパリブ）」が、20年から「ゼジューラ（一般名ニラパリブ）」が（ともに分子標的薬）保険適用になったのです。慶應義塾大学医学部産婦人科の青木《あおき》大輔《だいすけ》教授は、これらの薬剤は卵巣がんの治療を大きく変えたと話します。

「ＰＥＲＰ阻害薬は、従来の細胞障害性抗がん薬による初期治療が完了した後、その治療が効いている人に対し、進行予防のために行われる維持療法の経口の薬剤です。リムパーザを使うようになり、再発までの時間を大きく延ばすことができるようになりました。特によく効くのが、ＢＲＣＡ遺伝子変異が陽性の人です。この薬剤を使わなかった人の半数が再発するまでの期間が13・8カ月だったのに対し、リムパーザを使うと56カ月まで延びることがわかりました。早期発見が難しい卵巣がんは進行がんで見つかれば、多くが再発するため、再発後の治療をどう行うかが長年大きな課題でした。現在、分子標的薬の一つである『血管新生阻害薬』や免疫チェックポイント阻害薬との併用がさらなる効果があるかどうかについて、臨床試験も行われています」

また、乳がん領域では、トリプルネガティブ（乳がんで最も一般的な3つの受容体がいずれも陽性でない、つまり、従来の治療薬に〝鍵穴〟が合わない）乳がんの一部のタイプの人に対応する抗体薬が、新たに日本で承認される見込みだと中村医師は期待を寄せています。

「それはアメリカではすでに診療で使われている薬で、導入されたら、乳がんの診療はまた画期的に変わると思います。ＨＥＲ2抗体薬（ハーセプチン）が入ってきた時と同様です。今、抗がん剤はものすごくよくなってきていて、かつては治らないといわれていた転移性乳がんが長期にわたって病気を悪化させることがないような時代に入ってきています」

17年以降は分子標的薬「ＣＤＫ46阻害薬」が次々に上市《じょうし》され、転移・再発乳がんの安定期間を延長。19年以降は免疫チェックポイント阻害薬が乳がんにも適応となり、さらに治療成績が向上しました。抗体薬が目覚ましい発展を遂げる中で、もう一段階、薬剤の進化の度合いを上げたのが、免疫チェックポイント阻害薬だと中村医師はいいます。

「免疫チェックポイント阻害薬の効き方は、従来の抗がん剤とはちょっと違う感覚があります。これまで難治がんといわれてきた『トリプルネガティブ』タイプの乳がんに使われるようになって、治療の経過が以前とはまったく違った世界のように見えます。もう本当に治っているのではないかと思う人たちが出てきています。あともう何年かすると、がんで亡くなることがだんだんなくなってくるのではないかと思いますよ」

このように肺がん領域の医師と同様、他のがん領域の医師も、抗体医薬の進歩によって長期生存時代に突入する可能性に言及しています。

なお、免疫チェックポイント阻害薬は抗体薬にあたり、分子標的薬の流れを汲むものですが、免疫の働きを使う新たな作用機序の薬として位置づけられています。

抗原をピンポイントで狙い撃ちする抗体薬は、医薬品市場では「バイオ医薬品」として位置づけられています。抗体薬が世界で初めて承認されてから30年ほどしか経っていませんが、現在の国内医薬品市場の十数%がバイオ医薬品であり、その内訳の半額以上が抗体薬で占められているというのは、劇的な変化です（図1－5、6参照）。抗体薬はプレシジョ

図1-5　国内医薬品市場の推移(濃い色がバイオ医薬品)

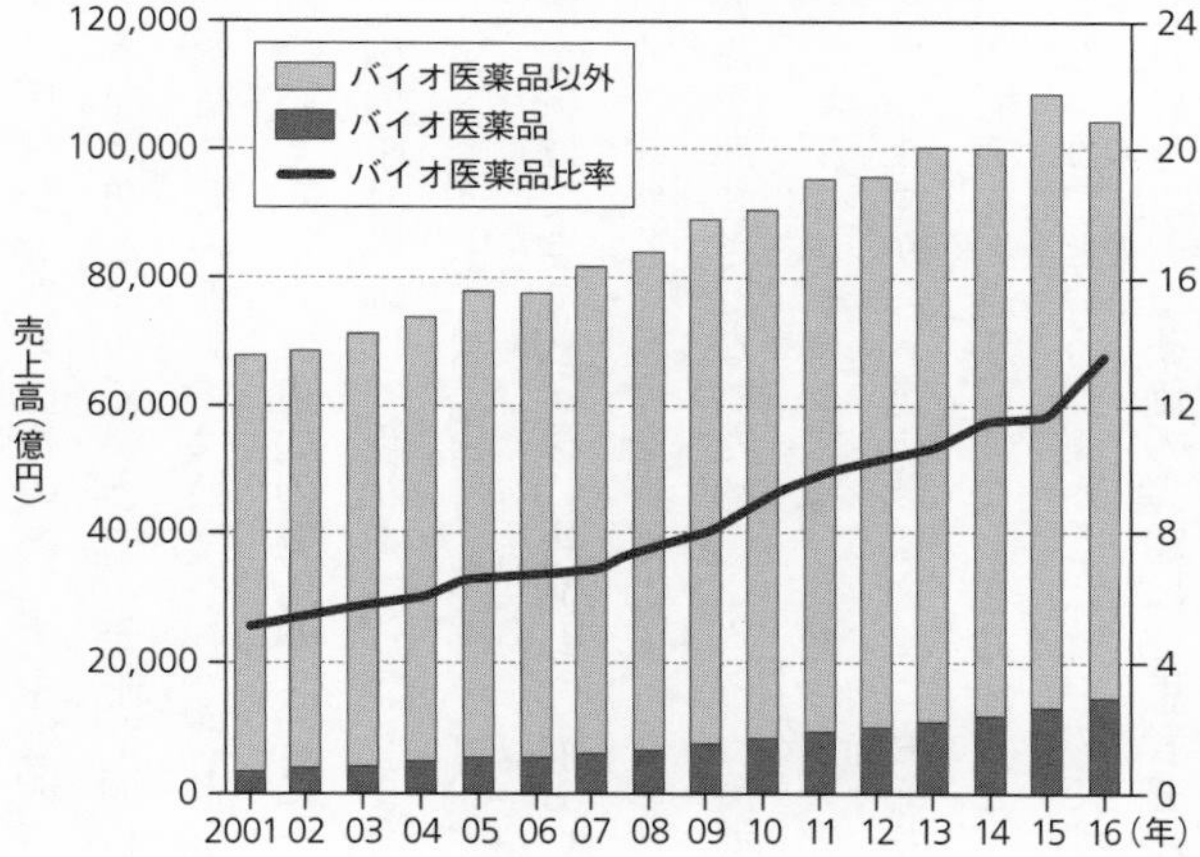

図1-6　バイオ医薬品市場の推移(抗体医薬品市場の拡大)

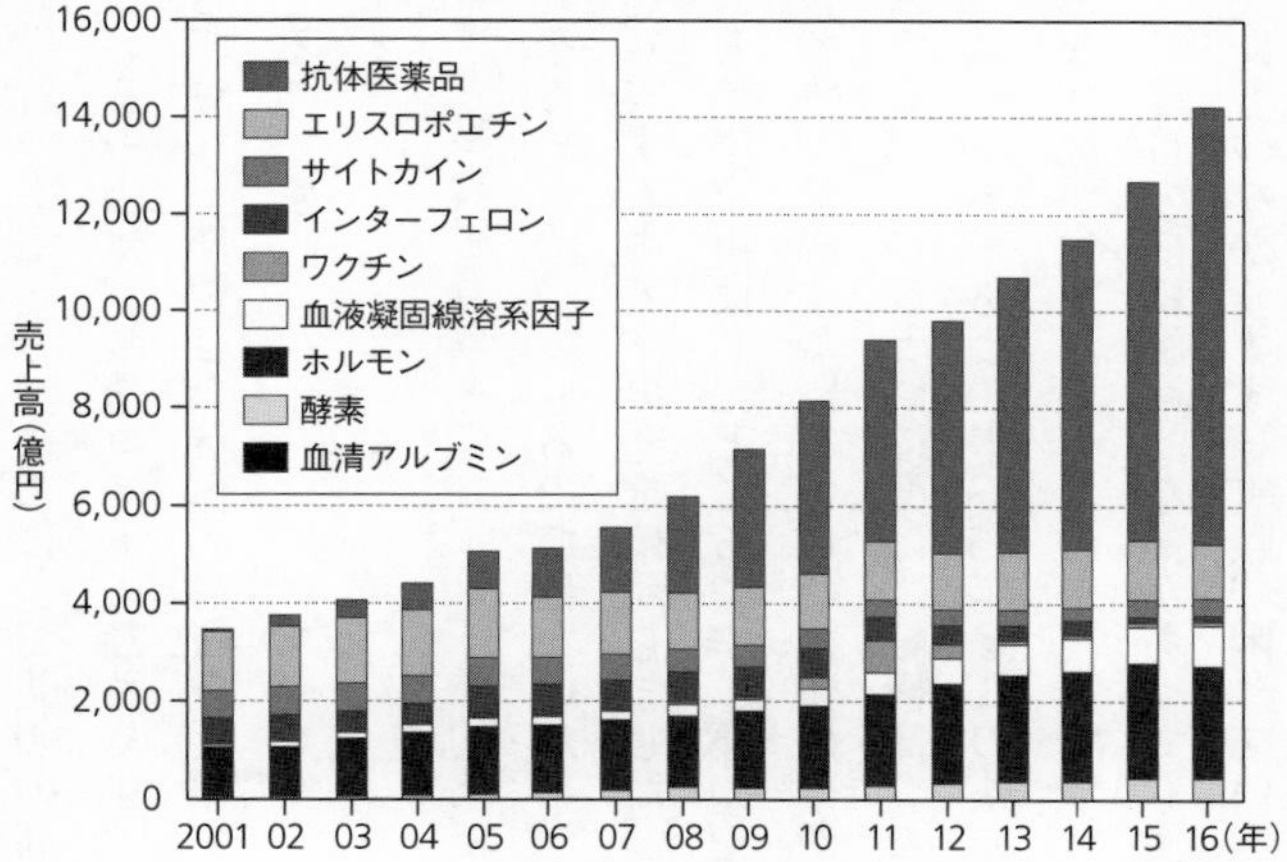

出典：医薬産業政策研究所リサーチペーパー No.71より作成

ン・メディシンへと医療のあり方を変貌させた立役者である一方、ここにきて薬価の高さが大きな課題となっています。薬価を押し上げている一因は、製造コストの高さです。一般的な抗体薬の作製には動物やその細胞を使用しており、作製した抗体の品質を担保する体制を整えるために追加の費用が必要になってくるのです。

前出の中村医師は、現状をこう語ります。

「乳がんの治療は、10年以上続くことがあります。私の患者さんにも、分子標的薬での治療を続けてきて19年後に再発した方もいます。そろそろ治っているのではないかと、患者さんと相談して治療を終了して、その後に経過観察する中で、再発を確認しました。今はがんを悪化させないために、もう一度薬剤による治療を再開したところです。薬のやめ時についてのエビデンスは、まだ少ないのが現状です。対応するいろいろな種類の薬が出てきていますから、選択肢はいくつもあります。でも、一つひとつの薬は、結構高いんです。患者さんの経済事情などを考えると、簡単に『じゃあ、あと10年、15年とこの薬を使いましょう』という提案がしにくいのです。そんな状況が生まれてきたのも現実です」

新たに浮上した薬価の課題は、患者さんにとっては目の前に画期的な薬があっても使い続けられないかもしれないという、治療機会損失にもつながります。実際、困っている人の声を数々耳にしてきました。この問題は同時に、国の財政も絡んできます。

この「お金の問題」については、第5章で詳しく掘り下げます。

選択的にがんだけを狙う光免疫療法

現在、日本のがん医療で話題を集めているのが、「光免疫療法」です。がんの抗原にくっつく薬剤（抗体薬）を使います。ポイントは、この治療のために開発された「光に反応する特殊な物質」を搭載した抗体を使うところです。その抗体ががん細胞に集まったタイミングで近赤外《きんせきがい》光を照射し、がん細胞を破壊して死滅させます。薬剤とレーザー照射の医療機器の合わせ技で行う「薬を使う手術」ともいえる手法です。

光免疫療法は、手術、抗がん剤、放射線、免疫療法に続き、「第5のがん治療法」ともいわれるようになりつつあります。

2020年10月、この光免疫療法が世界に先駆けて日本で承認されました。まず最初に対象になったのは、従来の治療が効かなかった再発頭頸部《とうけいぶ》がんの患者です。薬を長期間使用した時の有効性や安全性を調べる最後のステップ「フェーズ3」の結果を待たず、異例のスピード承認となりました。その時適用されたのが、薬の販売後に必要な調査などを行

図1-7　光免疫療法の仕組み

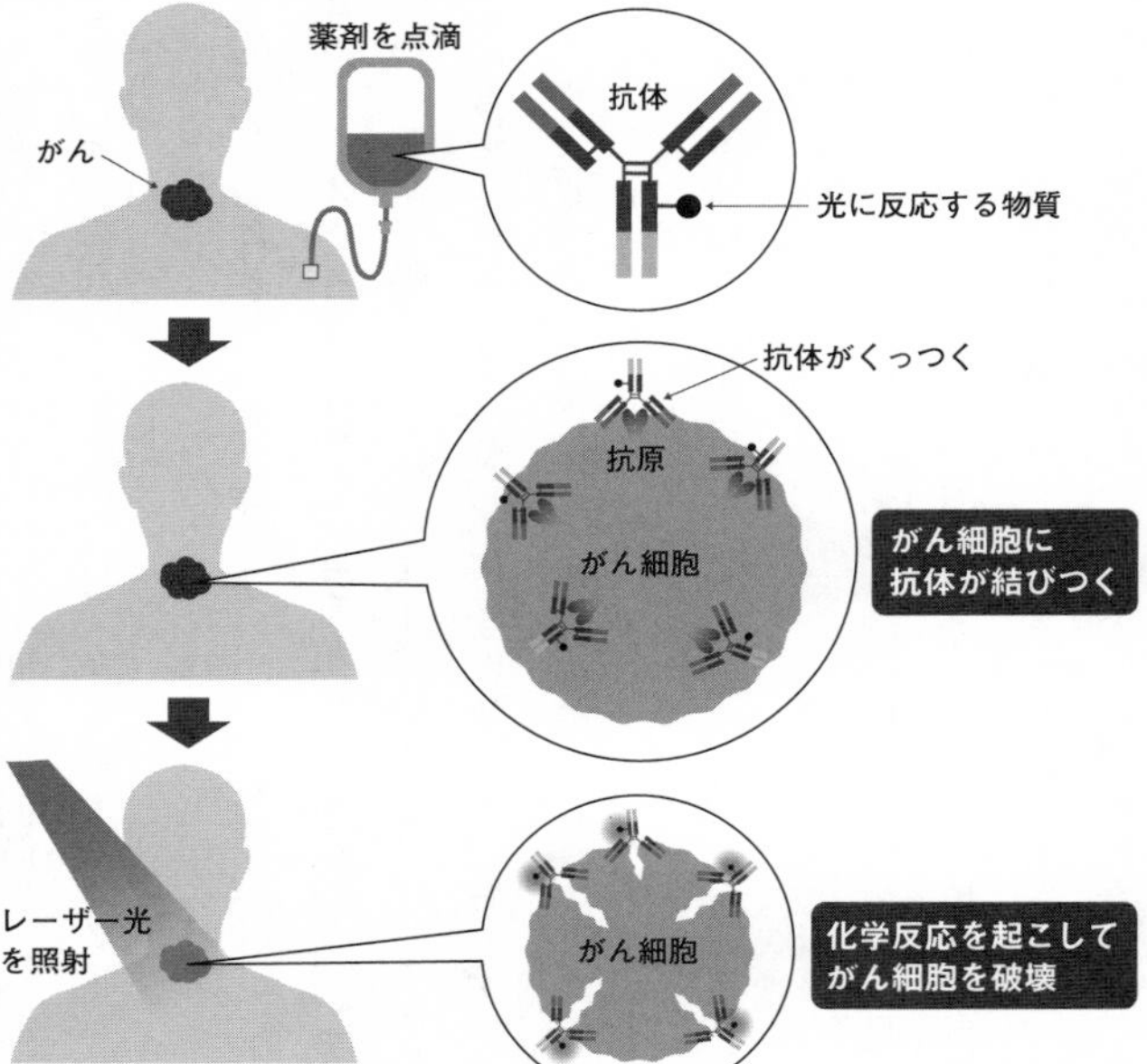

小林久隆医師監修

うことを条件に承認する「条件付き早期承認制度」でした。

22年4月には、基準を満たす全国165人の治療医が治療の資格を得ています。また、関西医科大学に光免疫医学研究所が新設され、光免疫療法の生みの親である小林《こばやし》久隆《ひさたか》医師が所長に就任しました。小林医師は、NIH／NCI（アメリカ国立衛生研究所・国立がん研究所）主任研究員であり、普段はアメリカを本拠地として研究に従事しています。

同年6月、小林医師が日本に帰国した際に、新たなプレシジョン・メディシンとしての光免疫療法の狙いや今後の展開、世界のがん医療の流れについてインタビューしました。

――薬事承認からまもなく2年になります。早期承認により、光免疫療法がいち早く日本の臨床現場に入ったことで、療法の開発に弾みはつきましたか。

どこよりも早く日本で認可されたので、通常の治験（新しい医薬品を開発する際に、国の承認を得るために安全性や有効性を確認する臨床試験のこと）の手続きを踏むよりも一段階早く医療に持っていける立ち位置に立てたことは大きいです。実際の臨床の場でなければわからないデータがどんどん積み上がっています。もちろん、まだ仮免許のような形ですから、安全性には十分配慮しながら療法の改善を重ねているところです。開発・検証のサイクルを臨床の最前線で回してしっかりと安全性を確認し、そのデータを国に報告することで通常の医療にすることを目指しています。

――三大治療との違いは？

がんとがんでないところを見分けて、確実に死滅させるところです。従来の分子標的薬は、ミサイルとしての抗体を体内に撃ち込んだら、「どこに当たるかはミサイルに聞いてくれ」という状態だといえます。私たちの手法は、薬剤が腫瘍のある場所に到達したら、医師が意図的に光を照射する。光が当たった薬剤の起爆スイッチがオンになり、がんを死滅させるという形です。薬剤が細胞にくっついて光を当てて初めて「光化学反応」が起こり、がん細胞の膜を傷つける。最も効率よく、潰したい「がんだけ」をピンポイントで狙い撃ちして破壊するわけですから、これまでとはレベルの違う「選択性」だと思います。

――最近は既存の分子標的薬によるがんの薬物療法でも、がん種を限らず臓器をまたいで治療できる方向に向かう動きが出てきました。光免疫療法はそもそも「臓器横断的」な治療を見越した療法なのですか。

はじめから「臓器横断的」な考え方の療法です。「臓器ごと」ではなく「たんぱく質（抗原）の発現」ごとに治療を分類できます。がんの表面に発現しているたんぱく質でちゃんと区別できるのであれば、理論上どの部位にも効くわけです。光に反応する物質自体はもう開発してありますから応用は可能で、抗体を付け替えていけばよいという発想です。どの部位のがんであっても、安全に光を届ける方法を構築しさえすれば同じ原理でがんを壊せます。私はＮＩＨの研究の場では、20種類以上の抗原で「どれなら多くの患者さんをカバーできそうか、どれなら通常では難しいがんを克服できそうか」と、あれこれ試しています。ゆくゆくは8割ぐらいのがんをカバーできると考えています。

三大治療の限界を超える挑戦

小林医師には、11年にわたり放射線科医として臨床の現場でがん治療に携わった経験があります。「三大治療の壁」を意識したからこそ、これまでにない治療法を何とか開発したいと、研究魂を駆り立てられたといいます。

――光免疫療法により、「三大治療の壁」をどう克服していく道すじなのでしょうか。

私は放射線科医として、手術、放射線、抗がん剤治療のいずれでも、患者さんが様々な副作用や後遺症で苦しむ姿を見てきました。正常な細胞を傷つけないで、がんだけを選択的にくりぬく、という戦略で療法を組み立てていったのは、何とか正常な細胞へのダメージをなくしたいと思ったからです。たとえば外科手術の場合は、がん細胞だけではなく、周辺の臓器を大きく傷つけてしまいます。臓器を切除した場合は臓器に備わっていた機能も同時に失われてしまい、この領域の免疫反応をほぼリセットしてしまうことにもなるのです。あるいは、私の専門だった放射線治療でも、非侵襲的な手法とはいえ、免疫も低下しますし、照射した部位は生来の機能を失って、組織に拘縮《こうしゅく》（傷あとがひきつれている状態）を起こしてしまうこともあります。

がんを叩いた周りの正常細胞が治療の影響を受けない光免疫療法だからこそ可能になったのが、局所療法と全身療法との「両睨み」です。どういうことかといえば、まず、局所療法でがんを直接叩いて一気に壊すと、細胞崩壊によって細胞死のシグナルが出るのに加えて、壊れたがん細胞からたんぱく質が一斉に放出されます。すると、免疫細胞の成熟を促し、成熟した免疫細胞ががんから放出される「フレッシュな」がんに特有な抗原たんぱくの情報をキャッチして、リンパ球（ナイーブT細胞）にそれを伝えます。このリンパ球が活性化して分裂すると、まだ生き残っていたがん細胞を叩いたり、余力があれば他の場所に転移しているがん細胞を叩きにいったりできるようになるわけです。この「細胞性免疫」の働きによって、局所のがんをくまなく掃除し、さらには全身の転移がんに対する免疫を活性化させることもできるわけです。この効果は、もうすでに前臨床の動物実験ではっきりと確認できました。光免疫療法が「免疫療法」たるゆえんです。

——従来の療法でもがんを叩いているわけですが、免疫細胞ががんの情報をキャッチするかしないかの違いはどこにあるのでしょうか。

放射線治療などの場合では、生物学的な細胞死が起こります。そうするとがん細胞が「ミイラ化」するような感じで、どんどん水が出ていき干からびていく形で細胞が固まる。最終的に白血球で処理されるのですが、そこまでには何週間とかかるわけです。放射線の場合は細胞膜が壊れませんから、「フレッシュな」がんに特有な抗原たんぱくはがん細胞の中にとどまって放出されないので、免疫細胞はしっかりと「がん細胞がいますよ」という認識ができないのです。ところが光免疫療法は、がんをドカッと壊して抗原たんぱくが一気に、大量に出てくる。だから免疫細胞に認識されやすくなるわけです。

――分子標的薬や一般的な抗がん剤（細胞障害性抗がん薬）は、長く薬剤を投与すると体に耐性がついてしまい、徐々に効かなくなることが課題になっています。

薬剤の耐性というのは、細胞がその治療に「適応」することによって起こることが多いのですが、光免疫療法の場合は、その生物学的な「適応」が起こる間もなく細胞が壊れます。さらに、この療法は投薬のアプローチというよりは、光を使う手術というやり方ですから、薬剤耐性という概念は当てはまらないのではないかと考えています。抗体の結合する抗原が少ない細胞が生き残る可能性はありますが、そのような細胞は新たにできる新規のがん抗原に対する「細胞性免疫」で対応することができると考えています。

——光免疫療法が確立されると、がん治療のあり方はどう変わるでしょうか。

光免疫療法は、他の治療の影響を妨げない治療なので、既存の他の治療法と共存していくと思います。基本的に、光免疫療法は局所療法です。先ほど免疫の力を落とさずに活性化できるという利点を伝えましたが、それと同時に、複数の種類の細胞に分化できる幹細《かんさい》胞《ぼう》もちゃんと残っていますから、傷の治りもよさそうです。動物実験では悪くないし、実臨床でも、患者さんの皮膚の回復が早いという傾向がみられます。そう考えると、光免疫療法を施して、その後で外科手術をする、あるいは放射線治療を行う、抗がん剤治療を受けるといった、今ある治療の選択肢が全部残ることになると思うのです。光免疫療法で治ってしまえば治療は要らなくなるし、たとえ治らなくても、患者さんのデメリットは少ない。今は4番目までの治療法が確立してきているので、光免疫療法が5番目の治療法になるか、という見方をされていますが、合理的に考えると、光免疫療法をファーストチョイスとして使ってもらうのが、未来の医療のシナリオとしては理想だと考えています。

——光免疫療法自体の課題は何でしょうか。

たとえば、がんが血管に大きくひっついている場合は血管を損傷する可能性があるので、今のところこの治療が適用できません。ただ、将来この治療法が確立された時に、血管を補強してでも光免疫療法を行った方が、メリットが大きいと判断される可能性はあります。一番問題になるのは頸動脈で、そこが破れると確かにリスクは高いです。その代わり血管が太いので、ステント（管状の部分を内部から広げる医療機器）を入れて内側から血管を破れないようにあらかじめ補強しておくことは、通常の医療でも行われていることなので可能ではあります。どこまで適用範囲を広げていくかは、安全性を高めながら少しずつ治療法を改善していく中で決まっていくと考えています。

光免疫療法については、三大治療とも免疫チェックポイント阻害薬とも違った新しいアプローチであることがわかりました。また、従来の治療を超えていく可能性に満ちており、一方で、光免疫療法ならではの課題も存在するようです。

ここまで、プレシジョン・メディシン時代のニューノーマルとして浮上してきた新しい治療法についても紹介してきました。それは日進月歩で治療が変わり、治療を受けながらがんと共存し、長期間仕事や趣味を続けられる患者さんが増えていく中で、「がん治療は情報戦」と認識を新たにする人たちが増えてきたと感じるからです。

ただ、新しい薬や治療法がどんどん出てくると、高まる希望に現実が追い付かず、実際には治療にアクセスできるようになるまでに時間がかかるなど、現実とのギャップに苦しむこともあります。そこでインタビューの最後に、治療を届ける開発者として、新しい医療を受ける患者さんに対するメッセージを小林医師にお願いしたところ、こんな答えが返ってきました。

「大きな期待を持っていただいても、(今すぐには)患者さんの益にならない可能性があるというのは、私たちにとっても忸怩《じくじ》たる思いです。ただ、私たちが取り組むがん医療は、再発や転移した人も対象にしていますし、既存の治療もどんどん進んでいます。希望を持ちながら今の治療に取り組んでもらって、いずれ新しい治療が受けられるようになる可能性もどこかにあると思ってもらえればありがたいです。すでに臨床として私たちの医療を使ってくれている患者さんの中には、ご自身が手詰まりだと感じていた『その先にもう一つ治療法があった』と話している人もいますから」

この章では、長年肺がんと闘ってきた社会保険労務士の清水さんの闘病経験や医療の著しい進歩ぶりを紹介しました。そもそも新しい医療の基盤となる「がんゲノム医療」とは、どのようなものなのでしょう。第2章で詳しくレポートします。

第2章

走り出したがんゲノム医療

10万人に1人のがんと告げられて

第1章で、肺がん領域などは、個別の遺伝子変異に対応する薬剤が多く開発されていると紹介しました。一方で、希少がんの人たちにとっては、必ずしも治療が最適化されていないという現状があります。患者数が少ないために、一人ひとりの医師が診療経験を積みにくい、といった背景があるからです。希少がんの患者たちは、現状では有効な薬剤がないなど治療に行き詰まりを感じている人も少なくありません。そうした人たちは、「自分に合う治療を見つけられるのではないか」と、がんゲノム医療に期待を寄せています。

大阪市在住の谷島雄一郎《やじまゆういちろう》さん(45)は、大阪ガス株式会社（2022年からは大阪ガスネットワーク株式会社所属）に勤務する会社員です。2012年7月、34歳の時に健診で受けた胸部レントゲンで食道に異変があると指摘を受けました。念のためにCT検査を受けたところ、見つかったのは、8~9cm大の腫瘍。その後受けた病理検査の結果、消化管間質腫瘍、「GIST《ジスト》」と病名がつく、10万人に1人という希少ながんでした。数カ月後には転移も見つかり、医師からはステージ4に相当すると伝えられました。

当時、谷島さんは長女が誕生する直前でした。生まれてくる子どものためにも後悔のないよう、最良の治療を選択して生きよう――そう思ったといいます。

GISTの特効薬といわれる「グリベック（一般名イマチニブ）」という分子標的薬で腫瘍を小さくしようと試みるも効果がなく、食道を全摘出し、肺の一部を切除しました。しかし、1年後に再発します。その後、標準治療である二次治療、三次治療へトライしますが、谷島さんへの効果は乏しく、肺などへの転移を繰り返します。それからは、新たな転移が出る度に、できたがんをピンポイントで叩く局所療法としてのラジオ波焼灼《しょうしゃく》術、手術、治験への参加など「できること」を続けてきました。

これまでに治験も含めれば、4種類の抗がん剤治療を受けています。様々な治療を繰り返しながら、現在も「防戦中」だといいます。

世の中に画期的な新しい治療法が現れた時、患者数が多いがん種は研究が進み、奏効率が高い薬は保険適用になっていく。ところが、患者数が少なく臨床研究や基礎研究が十分行われない場合は、エビデンスが集まりません。希少がんは、まさにそういう領域です。

海外で標準治療として使われている薬が日本で承認されるまでにタイムラグが生まれてしまう「ドラッグ・ラグ」の問題も大きく関係してきます。

「新たな薬がなかなか保険適用にならないがん種の患者は、画期的な治療が登場すれば、自分のがんには適応しなくても、可能性がゼロでないなら、それを試してみたいと思うもの」と谷島さんはいいます。

自分に合う薬にたどり着くことは、多くの患者にとっての願いです。谷島さんは、治療の新たな道すじを見いだそうと、多数の遺伝子を同時に調べる「がん遺伝子パネル検査」を試みました。

遺伝子探索で「治療選択のカード」を用意する

谷島さんは、術前治療も含めて三つ目の抗がん剤治療を受けたものの、期待していた効果が得られず中止となり、その時点で標準治療がなくなりました。その後、がん遺伝子パネル検査を二度受けています。

一度目は2016年。当時国立がん研究センター中央病院が立ち上げた臨床試験「Top-GEARプロジェクト（OncoGuide NCC：オンコパネルシステムが保険承認される基礎となった試験）」として受けた検査でした。最初に食道を手術した時の組織を検体として用い、全身のGISTに効かせる治療薬を探ることが目的です。

「僕の場合は、標準治療で用意されていた治療のカードは、もう全部使ってしまっていました。局所療法で防戦するだけではなく、自分に合う新しい治療薬や治験参加といった『次に切れる選択肢のカード』を用意しておきたいと思ったんです。とにかく治療法のカードをいろいろ持っていた方がいいんですよ。その一つが、がんゲノム医療だと考えました」

医師からは、「はっきりと治療法に結びつくような遺伝子の強い変異は確認できなかったが、変異らしきものはあった。対応する治験が出てきた時に、試してみるのも一つの選択ではないか」と結果が伝えられました。実際、その後に、谷島さんの遺伝子のタイプに対応する可能性のある治療薬を開発する治験の募集がかかったことがありました。ただ、谷島さんはその時、手術やラジオ波で治療した後だったため、治験には参加できませんでした。

「幸い局所治療は僕にとっては効果がありました。自分に効果が高そうな治験を待ちつつ、主治医と相談しながら、治療に優先順位をつけていきました。新しい治療薬を使うことにはつながりませんでしたが、僕はパネル検査は受けておいてよかったです。選択肢を持つことで、どのカードを優先的に切るかという順位をつけられますので」

二度目は胸膜への転移が見つかった19年。今度は「FoundationOne CDx」という、300以上のがん関連遺伝子の変異などを一度に調べられるパネル検査で、保険診療が始まった段階で受けられました。この検査では転移した病巣のがん遺伝子を解析しました。「検査を受けた目的の一つに、わずかなエビデンスながら条件によっては保険診療で受けることも可能になった治療法が出てきたところでしたので、その条件に当てはまるかどうか調べたかったこともありました。結果、僕には当てはまらなかったのですが。ただ、もともとパネル検査で治療に結びつくのは、全体の8％ちょっとだと聞いて、期待しすぎないようにしようと。二度目の検査の後も、結局は手術で切除できて、今は経過観察中です。解析したことで自分の遺伝子の傾向はわかり、今後も治療戦略を立てる上で判断の手がかりになると思います」

がんを引き起こす遺伝子変異によって治療する時代

谷島さんのように希少ながんと闘う人たちが自分に合う治療にたどり着くためには、新たな治療や薬剤開発体制の構築が必要です。患者数が少ない病気の場合、臨床試験をしようとしても有意な数値を得るための症例数を集めることが難しく、新薬の臨床試験が成立しにくいという課題があるからです。

そんな背景から2017年、米国食品医薬品局（FDA）が世界で初めて、がん種を限らず特定の遺伝子変異に応じて投与できる薬剤を承認しました。いわゆる「臓器横断的な治療薬」です。

第1章で述べたようにこれまでの分子標的薬は、肺がん、大腸がん、乳がんなどのがん種別にドライバー遺伝子に変異があるかどうかを調べ、変異のある患者に向けての臨床試験、薬剤開発が行われてきました。ところが新しいアプローチでは、臓器を限定せずに臨床試験を行い、薬を開発していきます。この新しいタイプの臨床試験を「バスケット試験」といいます。収納かご（バスケット）にたとえるなら、共通項（遺伝子変異の種類など）ごとにかごに入れていくスタイルの臨床試験であり、その薬剤が標的とする遺伝子変異があれば、どのがん種でも登録できるのです。この手法なら、一つずつの臓器では症例数が少なくても、効率的に患者を集めることができ、これまで治療薬の開発が困難だった病気でも、薬の開発につながる可能性が拓けます。そして、バスケット試験にパスした薬は、がん種を問わずに使えるようにしていくわけです。

臓器横断的な治療薬開発が進み、日本でも18年に免疫チェックポイント阻害薬の「キイトルーダ（一般名ペムブロリズマブ）」が、19年に分子標的薬の「ロズリートレク（同エヌトレクチニブ）」が薬事承認され、適応が拡大されてきています。

国立がん研究センター中央病院呼吸器内科外来医長の後藤悌《ごとうやすし》医師（希少がんセンターも兼任）は、こう語り期待をにじませています。

「希少な疾患を抱えている人の場合、臨床試験につながることができる可能性は、かなり低いといわれています。ただ最近は、がん遺伝子パネル検査を受けて何らかの変異が見つかれば、新しいスタイルの臨床試験に参加するなど、チャンスが生まれてきました。臓器横断的な治療薬の開発の流れはグローバルにも加速しつつあると思いますね」

すでに私たちは、がんのある臓器だけでなく、がんを引き起こしている遺伝子によってがんを分類し、治療する時代に入ってきているのです。

オール・ジャパンでゲノム情報を集積する

日本では、がんゲノム医療が大きな節目を迎えています。

複数のがん関連遺伝子を同時に解析する「がん遺伝子パネル検査」によるがんゲノム医療を実装していくためのオール・ジャパンでの体制が少しずつ整備され、2018年3月に「第3期がん対策推進基本計画」が閣議決定されてからは、がんゲノム医療は国が取り組む課題の一つとして位置づけられました。そして21年からは、国家的な大規模プロジェクト「全ゲノム解析等実行計画」が走り出しています。

日本で行われるがんゲノム医療の主な狙いは、がん遺伝子パネル検査を用いてがん組織の遺伝子変異を明らかにし、治療の標的となる遺伝子を見いだすこと、さらにその結果を用いて個々の患者に合わせた適切な治療を行うことが第一義的な目的ですが、その結果として得られるゲノムデータから新しい知見を積み上げていく研究としての意義もあります。19年6月から、がん遺伝子パネル検査に公的医療保険が適用されており、検査結果から効果が期待できる薬が見つかった場合には、臨床試験などを含めてその薬の使用が検討、実施されています。

がん遺伝子パネル検査の保険適用から丸3年を経て、全国でがんゲノム医療の実施施設（がんゲノム医療中核拠点病院、がんゲノム医療拠点病院、がんゲノム医療連携病院）の数は、当初の111施設から倍以上に増え、22年6月現在で233施設へと増加しました。実施施設、すなわち保険診療でがん遺伝子パネル検査を行うことができる施設は、厚生労働省が指定しています。

オール・ジャパンでの取り組みといえるのは、国立がん研究センターに全国のゲノム医療病院ネットワークが持つ情報を集約し、保管している点です。その情報集積の拠点の名称は、「がんゲノム情報管理センター（C－CAT）」。英語の「Center for Cancer Genomics and Advanced Therapeutics」の略で、「シー・キャット」と読みます。

C－CATには、全国の実施施設で行われたパネル検査の遺伝子解析データと臨床情報が「ともに」集められています。臨床情報とは、がん治療を受ける個々人の薬物への反応性や重篤な副作用など、実際に治療を行った際の情報です。患者から得られた情報は、患者の許可を得て匿名化した上でC－CATに登録し、データベースを構築しています。

がんゲノム情報集積の中枢となるC－CATを統括しているのは、センター長である間《ま》野《の》博行《ひろゆき》医師（国立がん研究センター研究所長兼務）です。間野医師は、肺がんの原因となる融合遺伝子「EML4－ALK」を発見し、その後、この発見が治療薬の開発につながったため、がん治療の可能性を大きく拓きました。患者の診療情報も含め、C－CATに集まってくる情報を、蓄積し参照できるようにしたことで、情報を活用できる幅が大きく広がりました。

「たとえば、C－CATに集まってきたデータは、ある単独の遺伝子変異に対してどんな薬が有効かというデータだけではなく、ある遺伝子変異と別の遺伝子変異が同時にあった時に、実は、元の遺伝子変異に対する分子標的薬の効きが悪くなる、あるいは効きがよくなるといったことも、ゲノムの情報と併せて分析することでわかります。『遺伝子の組み合わせごとの薬の効き目』が精緻にわかるようになることも、日本全体のビッグデータを扱えるからこそ可能になったのです」

19年に保険診療でパネル検査が受けられる体制が整備されてから3年を経て、どれほどのデータが集まっているのかを問うと、間野医師は具体的な数字を提示してくれました。

「保険診療でパネル検査を受けられるようになって、ちょうど丸3年です。C－CATに登録されたデータは患者さんの数にして3万6300人分と、たいへん大きなデータとなり、しかも増え続けています。日本の強みは、国民皆保険制度を使う形で、日本全体で広くがんゲノム医療を受けられるようになっていることです。日々の保険診療としてのがん医療に、ゲノム医療をダイレクトに組み入れて、そのデータを集積する体制が組めるのは、世界で日本だけでしょう。国の制度を利用した世界でもまれなシステムだと思います」

解析結果の「意味づけ」の仕組み

がん遺伝子パネル検査を受ける際の流れは、まず、患者の同意を得た上で検査用の検体（がんの組織や血液など）を採取し、遺伝子の解析を行います。主治医、病理医、遺伝医療の専門家、がんゲノムの専門家らによる会議「エキスパートパネル」で解析結果にもとづき、患者に合う治療が検討されます。その後、検査結果は主治医から患者に説明され、合う治療が見つかれば実際の治療へと進むことになります。

日本のがんゲノム医療の大きな特色は、「C－CAT調査結果」というレポートが作成されるところだと間野医師は解説します。

「C－CATでは、患者さんのゲノム情報や臨床情報にもとづいて新しい薬をつくっていく手がかりになるような情報をまとめるだけでなく、患者さん一人ひとりに最適化された『C－CAT調査結果』をつくって、患者さんが検査を受けた病院にお返ししエキスパートパネルに役立てています。患者さんごとのゲノム変異の情報の解釈や対応する薬剤などの臨床的な意味づけをし、それにマッチする臨床試験をリストアップした、かなり詳細なレポートです。各病院では、患者さんごとに検査会社から返ってくるレポートと、C－CATから返ってくるC－CAT調査結果と、両方の結果を照らし合わせて最適な治療を選ぶことができるような仕組みにしています」

解析結果は膨大なデータとなり、そのままでは返された病院でも治療方針が立てられません。日本の仕組みでは、主治医のもとに専門家らによる丁寧な「意味づけ」がなされたレポートが返されるところに大きなメリットがあるわけです。そうして意味づけされたレポートなどを手がかりに、医師と患者が相談の上、治療方針が立てられていきます。

がんゲノム医療の「百科事典」づくり

とはいえ、これだけ高速に遺伝子解析が行われ、情報が積み上がる時代になると、がん医療の知見は膨らむ一方です。最新の知見を日々アップデートしていくのは、専門家レベルでもなかなか大変だと現場の医師たちは口々にいいます。

たとえば、がん医療に革命を起こしつつある免疫チェックポイント阻害薬は、現在は様々な分子標的薬と組み合わせて使う治療のアプローチが増えており、組み合わせの違いだけでもおびただしい数の臨床試験が世界中で行われているそうです。けれども、そのうち実際に有効性が確認される組み合わせは、ごくわずかといわれています。少し有効性が増しても、思いのほか副作用が出てしまうような場合もあるようです。そのかたわらで、データベースに溜め込まれるゲノム情報も臨床情報も、加速度的に数が増えていきます。

オール・ジャパン体制のインフラやデータを有効活用し、中核拠点病院などを軸としながらがんゲノム医療を推進していくため、C－CATを軸に情報共有のインフラとして「診察検索ポータル」や「利活用検索ポータル」といったシステムが整備され、さらに「C－CAT知識データベース」（CKDB：Cancer Knowledge DataBase）も構築されています。がんゲノム医療に携わる医師たちが情報を共有しながらがんゲノム診断の質の管理・向上に活かすとともに、製薬企業や大学など研究機関も適正な審査を経てデータを活用できるようにすることで薬の開発や研究を推し進める狙いもあるのだと間野医師は話します。

「知識データベースCKDBは、C－CATに送られてきた日本人の臨床・ゲノム情報を活用するための、いわば『がんゲノム医療用の百科事典』です。たとえば、ある遺伝子変異を持つ人はどの臨床試験が適合するかといった情報だけでなく、『この遺伝子は、こういう変異があるとがんの原因になりやすい』といった知見、見つかったゲノム変異の臨床的な意義づけの情報も集約してあります。このデータベースは、日本で行われている臨床試験に直接携わる医師により2カ月に1回アップデートされています。このキュレーションは臨床腫瘍医（がん薬物療法専門医）のエキスパートが担当してくださっていて、今30人ほどいます。これによって、質の高い、常に最新のデータを閲覧できるわけです」

間野医師は、おそらく今後4年も経たないうちに、C－CATのデータベースに集められるデータの数は、10万人分を超えると予測しています。「世界最大のがんゲノム医療デー

図2-1　がんゲノム情報管理センターの役割

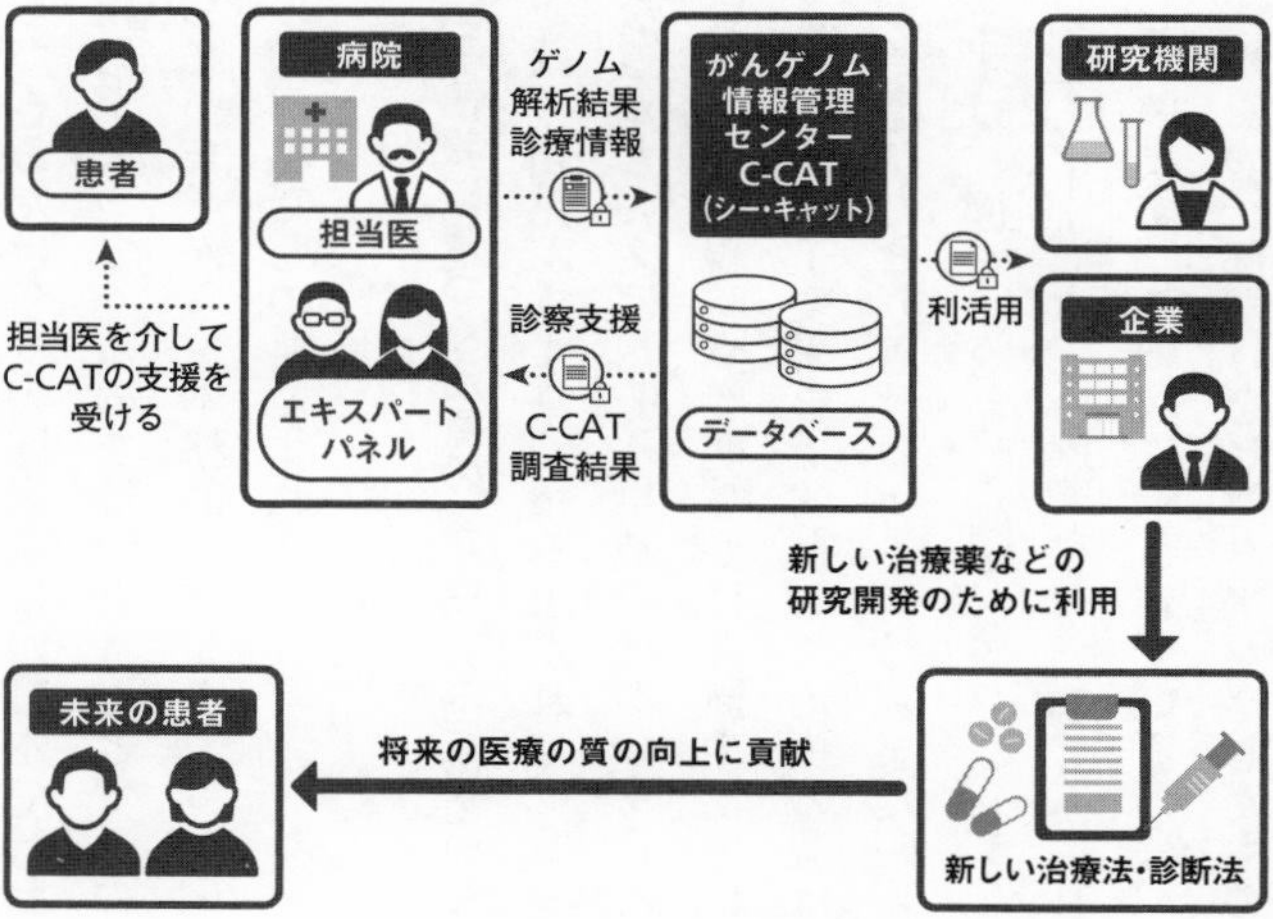

出典：国立がん研究センター資料より作成

タベースになる」という間野医師の言葉に、国民皆保険制度のもと、オール・ジャパンで走り出した日本のがんゲノム医療への期待感がこもっていました。さらに21年末からは、Ｃ－ＣＡＴのデータに製薬企業などもアクセスできるようになりました。間野医師は今後、Ｃ－ＣＡＴのデータを使った臨床試験がたくさん組まれていくだろうと期待します。

「これからは、審査で承認された内外の研究者や製薬会社にどんどんＣ－ＣＡＴのデータに安全な形でアクセスしてもらい、新しいがんの薬や診断薬をつくっていってもらいたい。私たちは、できるだけ多くの臨床試験が日本で行われることを期待しています。海外の臨床試験の結果が入ってくるのを待つだけだと、その医療を日本で受けられるのが2年ぐらい遅れてしまいますから。本格的なプレシジョン・メディシンをわが国発で世界にもたらすというのが、私たちの夢ですね」

遺伝子情報に基づく治療の「空白」を埋めていく

では、知見がうず高く積み上がればプレシジョン・メディシンはすぐにでも使える医療になるかといえば、そう単純ではありません。がんに関連する遺伝子は数百種類と見られていますが、現時点で明らかに診断や治療に関連する遺伝子の数は数十種類と考えられています。遺伝子変異を標的とした治療の数は増加の一途をたどっているものの、実際に患者が治療にたどり着けるケースは、まだ限られているのです。

まずは、図2-2をご覧ください。横の列ががん種を、縦の列が遺伝子変異や薬剤の「バイオマーカー」（治療薬が効くかどうかの目印となるたんぱく、遺伝子の変化などの指標）を表しています。この図に示されているのは、あまたある遺伝子変異やバイオマーカーのうち、ほんの一部だけをピックアップしたものにすぎません。

図2-2　遺伝子変異別の治療と治療薬の有無

	BRAF	HER2	MET	FGFR	NTRK	MSI-H
胃		承認			承認	承認
大腸	承認	承認			承認	承認
乳		承認			承認	承認
肺	承認		承認		承認	承認
すい臓					承認	承認
悪性黒色腫	承認				承認	承認
胆道				承認	承認	承認

中村能章医師の資料より作成

薄いスミのマスに「承認」と書かれたがん種には、その遺伝子変異に応じた治療薬があり、すでに日本で承認されていることを意味します。

「文字の書かれていないマスは、精密医療の『空白』になっているところです」

そう話すのは、国立がん研究センター東病院消化管内科の中村能章《なかむらよしあき》医師です。同院国際研究推進室・トランスレーショナルリサーチ支援室も兼任しています。

この図2－2は、2年前に同院が患者や一般市民向けの勉強会の際に作成したという資料です（ここでは、当時の資料を基に情報を更新して新たに作成）。承認された薬が出てきた領域がわかる一方、「空白」のマスもまだ数多くあることが一目瞭然です。

中村医師は、作成時の情報の空白に、ボールペンでいくつか丸印を描き、こう続けます。

「最近、大腸がんの領域はＨＥＲ２に対応する薬も承認されて、ここも埋まりましたね。ＢＲＡＦも、日本で治療できるようになっています」

たった２年で空白のマスがいくつも埋まっていくことに、驚きを覚えました。がん領域のバイオ医薬のめざましい進展を感じます。と同時に、恩恵を受けられる領域とそうでない領域がくっきりと分かれているようにも見えます。患者側の立場に立ってみれば、どのマスに自分が当てはまるかで明暗が分かれるように感じるでしょう。

次に中村医師は、「ＭＳＩ－Ｈ（高頻度マイクロサテライト不安定性）」というバイオマーカーの列すべてをボールペンで囲みました。

「ＭＳＩ－Ｈに対応するのは、キイトルーダという免疫チェックポイント阻害薬です。免疫チェックポイント阻害薬の登場以来、治療は劇的に変わってきています。大腸がんの領域でも『ＭＳＩ－Ｈ』のある人が２～３％いて、この薬の投与後は治ったのではないかと思うぐらい病変がなくなった人もいます。投与をやめても、ずっとがんがない状態で過ごしている人が出てきています」

中村医師はもう一つ、「ＮＴＲＫ」の列も囲みました。ＮＴＲＫに対応するのは「ロズリートレク」「ヴァイトラックビ」という分子標的薬です。すでに埋められたマスに注目してみると、ここ数年の間に〝臓器横断的治療薬〟が治療風景を塗り替えている様子が窺えます。ただし、免疫チェックポイント阻害薬の対象となる条件は薬剤ごとに細かく定められていて、誰でもが使える薬ではありません。

臓器横断的治療薬としては、さらなる動きもありました。

「実は昨日（6月中旬）、ＢＲＡＦの欄がアメリカでは全部埋まりました。臓器横断的な治療薬がＦＤＡで承認されたのです。『がんになるのが5年、10年遅ければ』などといわれることがありますが、消化器がんでは２０１０年から２０２０年に承認されたバイオマーカーに対応する分子標的薬の数と、２０２０年から２０２２年に承認された数は、同じぐらいなんです。ここ2～3年で、爆発的に抗がん剤の新薬が増えてきています」（中村医師）

これほどドラスティックな変化をもたらした「精密」な医療で象徴的なのは、治療方針を決める際に行う検査の数が増えたということです。たとえば大腸がん診療なら、それぞれの薬剤ごとにドライバー遺伝子変異の有無、あるいは効果判定を調べる検査（〝伴侶〟のようにもれなくついてくる検査であることから「コンパニオン診断」と呼ばれる）を受けることが決められています。中村医師は、どの治療薬が患者に合うかを一つずつ探り当てるように検査して調べていくのだといいます。大腸がんの治療でも、ＨＥＲ2、ＲＡＳ、ＢＲＡ

F、MSI－Hなどがんの特徴を遺伝子レベルで調べる検査を受けた上で、遺伝子変異のタイプに沿った治療が行われる時代が到来しているということです。

「大腸がん治療の現状は、それぞれの検査を別々の会社に依頼していて、検査の手続きが煩雑になってきています。肺がんは早くから遺伝子変異が多数見つかって対応する治療薬も山ほどありますから、複数の遺伝子変異を一度に調べられる診断専用の『がん遺伝子パネル検査』が以前から保険診療で受けられるようになっています。大腸がんの診療も、海外では、大腸がんの診断用にパネル検査を使ってもよいとガイドラインで認められている国もあります。私たちの診療も、早く肺がん領域と同じような形になってほしいです」

もちろん、100種類以上に上る網羅的な遺伝子解析を行う「がん遺伝子パネル検査」ならば、中村医師が挙げたような遺伝子変異の有無もいっぺんにわかり、新たな治療につながる可能性も増します。ところが、C－CATに情報が集約されるようながん遺伝子パネル検査の場合は、検査自体が非常に高度かつ高額であり、なおかつ前に述べたように「オール・ジャパン」の体制で進められます。保険診療とはいえ、まだ日常の診療には投入する人的資源も費用もかかりすぎる検査といえそうです。加えて標準治療を受けている人は使えない、などと対象者もごく限られています。

現在、国立がん研究センター中央病院では、網羅的ながん遺伝子パネル検査を通常よりもっと早いタイミングで、それも抗がん剤による治療の開始時に用いて治療の機会が増えるかどうかを検討する臨床研究（検査は公的医療保険の対象外）が進められています。

このように、すでにあらゆる領域において「遺伝子検査ありき」のがん診療に塗り変わりつつあります。大腸がんの領域では、検査の〝交通整理〟の必要性が生じるほど検査が増えてきたこともわかりました。そのうえ、将来的には網羅的に解析を行うこの検査を診療にどのように組み込んでいくのかを検討する局面も出てくるでしょう。今後はさらに、治療戦略と切っても切り離せなくなっていくことが予想されます。

日本初の産学連携ゲノムスクリーニングプロジェクト「SCRUM-Japan（スクラム・ジャパン）」の本拠地でもある東病院は、日本のがんゲノム医療を先導する施設です。同プロジェクトの始動は2015年。患者に最適な治療薬を届けることを目的とし、現在は全国200を超える医療機関と、製薬企業、検査会社など18社以上が参加しています。がんを引き起こす遺伝子変異が見つかった患者たちが新しい治療薬の臨床試験（治験）を受けられるよう導いたり、新しい治療薬の開発に役立てるための研究を行ったりしています。

ただし治験は最新の治療薬をいち早く使うことができるなどメリットがある一方で、薬の使い方を自由に決めることができず、予想しない副作用が生じることがあるなどデメリットもある点は、十分把握しておく必要があります。

中村医師は、最先端の研究拠点に身を置く立場として精密医療の「空白を埋める」研究も推し進めています。最近、大きな成果も出ました。HER2陽性の患者向けの治療薬を使った療法が、22年3月、日本において大腸がん患者向けに保険承認されました。東病院が主導して実施した「医師主導治験」の結果をもとに、大腸がん患者に効果があることが示された、世界で初めての成果です。

これは、2種類の分子標的薬を併用する療法です。その片方の薬剤は、これまで乳がんと胃がんでは使用が認められていました。もう片方は、胃がんのみが適用になっていました。HER2陽性の患者は大腸がん患者の中でも2~3%しかいない、珍しいタイプで、従来は国内外で承認された有効な治療法がありませんでした。こうした症例数の少ない患者群の研究にも光を当てられるようになった理由について、中村医師はこう解説します。

「患者さんが少ないタイプのがんは、製薬会社が手を出しにくく、治療薬の開発が行われません。そこで数が少ない患者さんにもちゃんと治療が届くようにしようと医師が主導して始めた治験から、こういう成果が生まれました。もともと、東病院のグループが全国の病院と連携してスクラム・ジャパンで全国ネットワークをつくっていましたから、その一環で長年様々な治験を重ねてきたんです。ここにきて、日本でがんゲノム医療が立ち上がったことで、診療という枠組みの中で検査を実施し、大腸がんでも数％しかいないような遺伝子群のゲノム情報まで参照できるようになりました」

「空白」のマスの一つを、中村医師らは自分たちの手で埋めたわけです。

がん遺伝子パネル検査から治療に結びつく患者は10％

治療法がない空白があることの他にも、走り出したがんゲノム医療には、多くの課題が山積しています。保険診療で受けるがん遺伝子パネル検査の課題について、中村医師は、主に次の五つの点が挙げられると指摘しています。

① 検査を受けられる施設が限られている（がんゲノム医療中核拠点・拠点・連携病院でのみ実施できる）

② 保険の対象が「標準治療がない」、または「標準治療が終わった後」の固形がんに限

られる（血液のがんでは受けられない。全身状態が良好である人のみ受けられる）

③実際に治療に結びつく患者が約10％にとどまる（２０１９年9月から1年の期間に保険診療で行われたがん遺伝子パネル検査については、８・１％という結果）

④結果が返却されるまでに4週間から6週間かかる

⑤医師により検査の推奨への姿勢が異なる

五つのうち①②③からもわかるように、この検査は間口が狭く、患者に治療を届ける道すじには乗り越えなければならないハードルがいくつも存在しています。高額な検査の場合、公的医療保険を使う以上、ある程度の制限を設けられてしまう側面はあります。ちなみに現時点でこの検査を受けるには56万円（保険診療にかかる検査のみの医療費）がかかります。間口が広がる可能性について、間野医師はこう述べています。

「今の国民皆保険制度のもとでのがん遺伝子パネル検査では、受けられる人がかなり限定されていますので、もしかすると、将来的にはもう少し病期が前の患者さんでも、このパネル検査を受けられるという時代がくるかもしれません。実際、早期から検査を受けたケースを検討する臨床試験もすでに行われていますので、いずれは、試験の結果から方向性が定まってくるのではないかと思います」

また④は、すでに標準治療がない段階まで進行しているがん患者の場合、結果のフィードバックがある前に、全身状態が悪くなる可能性もあり、仮に対応する治療や治験などが見つかったとしても、治療を受けられないケースが出てきてしまうことが問題です。

最後の⑤については、遺伝子変異が見つかっても対応する治療薬や治験が存在しない場合も多く、診療科によってもがんゲノム医療の恩恵を受けられる領域とそうでない領域の差があり、現時点では積極的には検査を推奨しない、もしくは推奨を躊躇《ちゅうちょ》する医師もいるようです。

中核拠点病院に身を置く中村医師は、目の前の患者のがんゲノム医療に関わりながらも、エキスパートパネルにおいては、全国から集まるゲノム解析・臨床データの「意味づけ」の役割を果たしています。この任務をメインで行うのは、限られた人数の臨床腫瘍医たちです。その一人である中村医師は、東病院での日頃の診療と数々の治験の実施、さらに研究活動とで忙殺される日々であるといいます。

「検査の質の担保には大事な仕組みだと思いますが、現場の負担は大きいのです。現場の立場からは、マンパワー不足の解消や負担軽減のための環境整備も必要だと感じています」

マンパワー不足の背景として、そもそも専門家の数が少ないことが挙げられます。抗がん剤の専門医である腫瘍内科医の数は全国で１６０４人（22年4月時点）にすぎず、さらに、エキスパートパネルには薬物療法の専門家や病理医の他、臨床遺伝や遺伝カウンセリング、がんゲノム医療、バイオインフォマティクス（生命情報科学）それぞれの専門家もいて、いずれも日本では希少です。

東病院では、ゲノム検査の解析結果を患者のもとに早く戻すために有用な方法も模索しています。大きな成果を挙げたのが、20年に米国科学雑誌「Nature Medicine」にその成果が掲載された、同病院消化管内科長の吉野《よしの》孝之《たかゆき》医師、中村医師らによる研究です。

発端はスクラム・ジャパンを基盤として行った、患者の「血液」を使ってがんのゲノム変異を検出する「リキッドバイオプシー」という検査手法の研究です。リキッドバイオプシーとは、血液や尿など体液のサンプルを用いてゲノム解析を行う検査で、「血液を採取するだけ」という簡便さから、従来のがんの組織を採取する検査手法（腫瘍組織検査）に比べて侵襲性が低い点が大きな特徴です。腫瘍組織検査とリキッドバイオプシーを比較したところ、リキッドバイオプシーを用いた方が約22日早く解析結果が判明し、さらには対応する治療薬の治験に登録する患者の割合も高まることが明らかになりました。

「現状ではがんゲノム検査を受けてもなかなか調査結果が届かなくて困っている患者さんもいるでしょうから、検査手法の効率化だったり、あるいは解析結果の検討にうまくAIを組み入れたり、何らかの策により結果を戻す時間を短縮することも重要でしょう。できるだけ早く解析結果がわかるような形に改善が図れるといいですよね」

中村医師は淡々と語っていたものの、がんゲノム医療のど真ん中で実務を担う立場ならではの葛藤をにじませていました。

医師と患者・市民が「ともにつくる」医療

「Nature Medicine」に発表された、この研究成果の発端となったリキッドバイオプシーの研究の名は「GOZILA Study（ゴジラ・スタディ）」といいます。実はこの研究を始める2019年の段階で、東病院では新しい試みも始めています。研究への患者・市民参画「PPI（Patient and Public Involvement）」という取り組みです。

同年に行った患者・市民向けのPPI企画への参加募集のチラシには、こう記してありました。

〈これからの治験・臨床研究には研究対象者の立場を想像でき、研究者とパートナーに

なれる患者・市民の力が必要です〉

ＰＰＩとは、患者や市民の意見や視点を吟味した上で研究開発を目指す実践です。研究者と患者や市民が協働して「ともに」よりよい成果を生み出す方向を検討するプロセスに重きが置かれています。

最近は、医療政策全般の意思決定の場に患者・市民の関与を求めるという考え方自体が広がりを見せていて、ＰＰＩはかなり広い概念を含みます。

院内で、基礎研究の成果を臨床現場において実用化するための「橋渡し」を推進するトランスレーショナルリサーチ支援室の三木《みき》いずみ研究員は、ＰＰＩ活動を導入した背景をこう話します。

「日本でがんゲノム医療が走り出す前に、スクラム・ジャパンでは臨床研究で遺伝子パネル検査を使った解析を始めていました。海外では、すでに薬をつくる手前の研究構想の段階からＰＰＩを採り入れ始めていて、患者さんたちの声を聞く場を設けるようになりつつあります。がんゲノム医療も、今後発展していくためには患者さん側の視点を含めた開発や臨床研究が必要です。患者さんに必要な医療をつくりたいし、そのために、一緒に臨

図2-3　国立がん研究センター東病院のPPIの取り組み

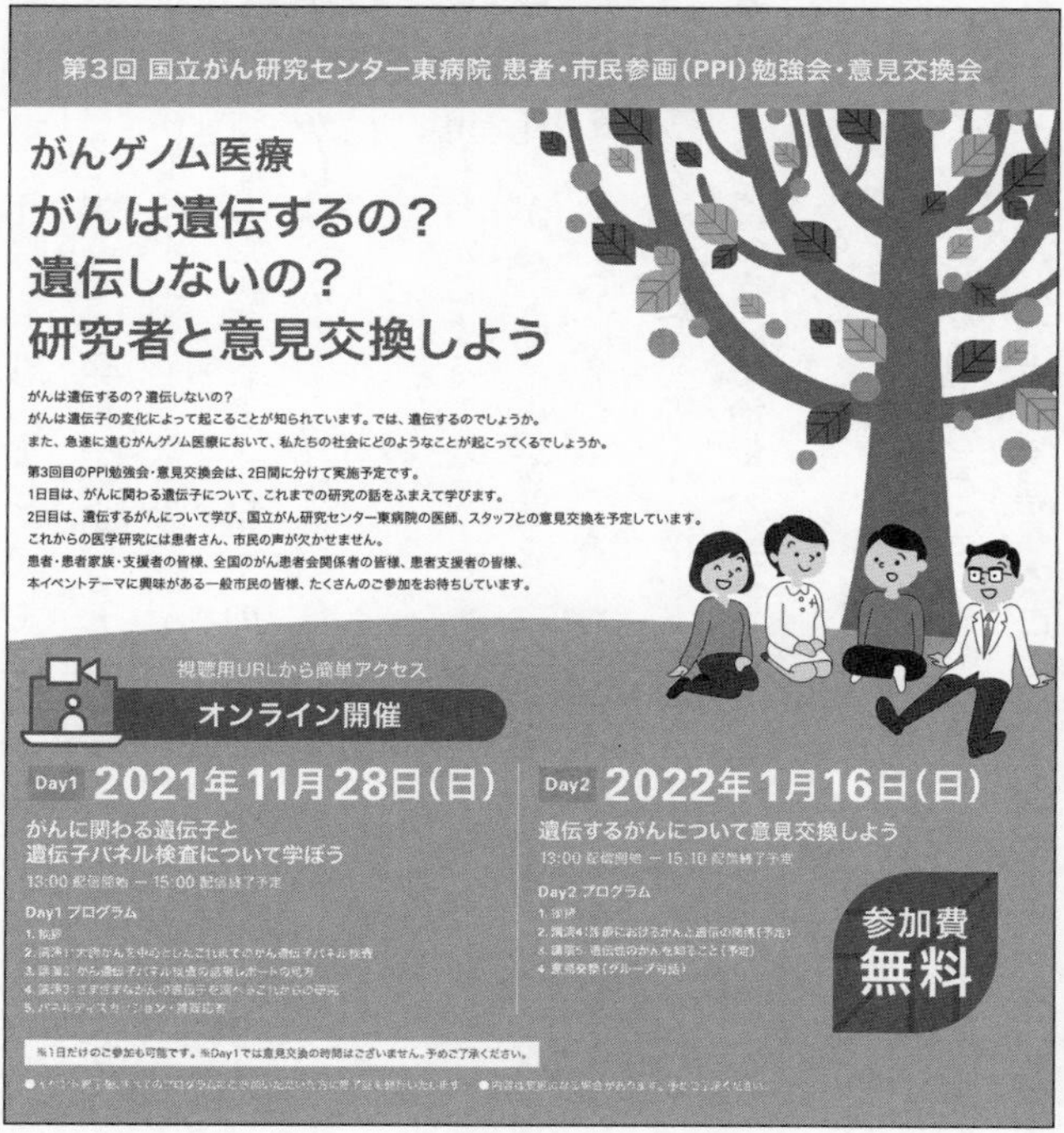
第3回 国立がん研究センター東病院 患者・市民参画（PPI）勉強会・意見交換会
がんゲノム医療
がんは遺伝するの？
遺伝しないの？
研究者と意見交換しよう
がんは遺伝するの？遺伝しないの？
がんは遺伝子の変化によって起こることが知られています。では、遺伝するのでしょうか。
また、急速に進むがんゲノム医療において、私たちの社会にどのようなことが起こってくるでしょうか。
第3回目のPPI勉強会・意見交換会は、2日間に分けて実施予定です。
1日目は、がんに関わる遺伝子について、これまでの研究の話をふまえて学びます。
2日目は、遺伝するがんについて学び、国立がん研究センター東病院の医師、スタッフとの意見交換を予定しています。
これからの医学研究には患者さん、市民の声が欠かせません。
患者・患者家族・支援者の皆様、全国のがん患者会関係者の皆様、患者支援者の皆様、
本イベントテーマに興味がある一般市民の皆様、たくさんのご参加をお待ちしています。
視聴用URLから簡単アクセス
オンライン開催
Day1 2021年11月28日（日）
がんに関わる遺伝子と
遺伝子パネル検査について学ぼう
Day1 プログラム
Day2 2022年1月16日（日）
遺伝するがんについて意見交換しよう
Day2 プログラム
参加費
無料
※1日だけのご参加も可能です。※Day1では意見交換の時間はございません。予めご了承ください。

国立がん研究センター東病院提供

床研究をつくりたいと思いました。まずは、患者さんが親しみを持てる臨床研究を紹介して、参加しやすくなる発信や交流をしていきたいと思ったんです」

２０２０年にオンラインで開催したＰＰＩイベントでは、中村医師がリキッドバイオプシーの講演をした後に患者・市民との交流会を実施しています。50人近い参加があり、患者サイドからは、次のような意見が集まりました。

●副作用もわかるようになるといい
●遺伝性のがんで頻繁に検診を受けるような場面（がんの発症につながる遺伝子の変化を持っていることがわかっている人が、定期的に、より注意深く検診を行っていく「サーベイランス」など）で使えるリキッドバイオプシーをつくってほしい
●もっと近くの病院で治療を受けたい

「発見」の多い会合になったと中村医師はいいます。

「医者って、治療の効果のところに頭がいってしまって、生活上の負担などには気がつかないことも多いんです。実際、ここで伺ったご意見から、臨床研究自体のプラン変更や

新規の計画につながったこともあります。交流の場では建設的な意見をいただけて、医療者としては研究自体の直しどころがわかった感じです。ゲノムがわかったり、おびただしい数の薬や検査法が出てきて技術が発達し、治療の選択肢も増えてきているので、研究で何を目指していくかは、僕らだけでアイデアを全部出せるわけではない。患者さんから『ここに光を当ててほしい』などとアイデアをもらうと、ものすごくためになります」

創薬にエンドユーザーの視点を入れる

２０００年代にイギリスでは国民健康保険（ＮＨＳ）の運営に患者や市民が関与する必要性が生じ、様々なＰＰＩ政策がトップダウンで展開されるようになりました。

ではなぜ、日本も含めて世界的にＰＰＩの必要性が高まってきたのでしょうか。その背景について、長年にわたりゲノム研究と社会をつなぐ研究活動に従事する東京大学医科学研究所の武藤《むとう》香織《かおり》教授（ヒトゲノム解析センター・公共政策研究分野）はこう解説します。

「国際的には研究への市民参画は『科学の民主化』のプロセスとして認識され、専門家と患者・市民が『ともに進める』ようにすることが推奨されています。導入の背景は国によりまちまちですが、患者の権利運動として始まったり、限られた研究予算に優先順位をつけるためだったりします。日本では、がん領域が先行してきました。患者向けのパンフレットや診療ガイドラインづくりなどで患者やサバイバーの視点を入れる取り組みが始まり、徐々にがんの研究や治験でも必要だという認識が異なるステークホルダーの間で共有されるようになりました」

ＰＰＩは実施にあたってのルール作りや好事例を蓄積している段階だとのことです。武藤教授が監修を担当した「患者・市民参画（ＰＰＩ）ガイドブック」（国立研究開発法人日本医療研究開発機構ＡＭＥＤ発行）では、ＰＰＩの目的は「研究者と患者・市民の対話」だと明確に述べ、次のような基本原則が掲載されています。

●患者・市民参画は、患者・家族会から研究者への陳情とは異なります
●診察室における主治医─患者関係とも異なります

今、患者・市民側に求められているのは、自分なりの視点を提起しながら積極的に医療に関わる姿勢ではないでしょうか。大きな転換期のがん医療で恩恵を受けるためにも、課題を乗り越えていくためにも必要なことだと私は感じています。

第3章 先制し、予防する医療へ

アンジーショックからの10年

遺伝子を知ることで、将来かかる可能性が高い病気の予測ができる。早めに予防する選択もできる。そんな「先制医療」の時代を予見させるニュースが飛び込んできたのは、2013年5月のことでした。

発端は、「ニューヨーク・タイムズ」紙に大々的に掲載された手記。アメリカの俳優、アンジェリーナ・ジョリーさんが遺伝子検査（中でも、親から子どもに受け継がれ得る変異に関する遺伝学的検査）を受けたところ、乳がんと卵巣がんに関係の深いBRCA1という遺伝子に「病的バリアント」（生まれつきの変異。卵子または精子に生じた遺伝子の変化で、生まれてくる子のすべての細胞のDNAに受け継がれる。遺伝性腫瘍発生の要因となる）が見つかり、予防のために罹患していない両方の乳房を切除する手術を受けたという告白でした。私も雑誌に速報を書き、その少し後に、「リスクを知りオーダーメード医療の時代へ——がんと遺伝　確率と予防法」（「AERA」13年7月15日号）と題して詳報も出しました。今でも「アンジーショック」といわれて語り継がれています。

彼女は15年3月に、やはり予防のために卵巣と卵管を摘出する手術も受けました。

「遺伝性乳がん卵巣がん症候群（HBOC：Hereditary Breast and Ovarian Cancer）」は、日

本人全体では約400人に1人（約9万人／年）いるといわれています。HBOCの人は、がんの発症を抑制する遺伝子の「BRCA1」または「BRCA2」に病的バリアントがあり、次のようなリスクがあることがわかっています。

●日本人女性の乳がんの生涯罹患率は、BRCA1遺伝子に変異がある場合には46〜87％、BRCA2遺伝子の変異では38〜84％（国立がん研究センター「がん登録・統計」より）。
●若い年齢で発症する傾向がある。
●両方の乳房にがんができやすい。
●日本人女性の卵巣がんの生涯罹患率は、BRCA1遺伝子に変異がある場合には39〜63％、BRCA2遺伝子の変異では16・5〜27％（同統計）。
●男性の場合も乳がん、すい臓がん、男性特有の前立腺がんの発症リスクが高まる。

ジョリーさんの選択を促したのは、彼女の祖母、母、叔母という身近な女性が若くして乳がんや卵巣がんを発症し亡くなったという事実でした。切除・摘出の手術は侵襲性を伴うため、未発症の段階での決断には葛藤が伴います。けれども彼女は症状が出る前に病気を防ぐことをポジティブにとらえ、そうした方法も取れるということを広く知らせるために、自身の「選択」を世の中に公表することに踏み切りました。

「アンジーの選択」から約10年。日本でも、先制医療の体制が整えられてきています。20年には、診断を目的とするＢＲＣＡ１／２の遺伝学的検査、及び予防のための手術が保険で認められました。ただし、現在、または過去に乳がんか卵巣がんにかかった人に対象が限定されています（乳がんは年齢など条件あり）。保険が適用されたのは、次の場合です。

- 乳がんに罹患、治療した人に対して、予防的にがんがない側の乳房もしくは卵巣・卵管を切除する手術（リスク低減手術）を行う場合（欧米では、卵巣・卵管の予防的切除により卵巣がんの発症や死亡リスクを８割減らせるとの報告もあります）。
- 卵巣がんに罹患、治療した人に対して、乳房のリスク低減手術を行う場合。
- 乳がんか卵巣がん、いずれかを発症した人が遺伝カウンセリングや遺伝学的検査を受ける場合と、健康な臓器に対して定期的な検査（サーベイランス）を行う場合。

また昭和大学病院の中村清吾医師によれば、ＢＲＣＡ１／２という二つの遺伝子の変異を調べるだけではなく、別の関連遺伝子も調べることで、将来、その人が乳がんを引き起こす確率が高い変異を有するかどうかも調べられるようになりつつあるそうです。
「乳がんになった人の遺伝子情報という、膨大なデータベースをアメリカの会社が持っています。ＢＲＣＡ1と2の中のほんの一部の遺伝子にアミノ酸の配列の変化があった時に、その変化が、将来乳がんを引き起こす確率が高い変異なのか、そうではないのかを彼らの独自の対応表に照らせばわかるようになっているわけです。その対応表こそが彼らが検査技術として取得している特許。しかも今は遺伝子の変異を網羅的に調べられるようになってきたので、海外では複数の家族性の代表的な遺伝子を同時にチェックできる検査手法も開発されています。遺伝性のがんは、加速度的に変化している分野です」
遺伝子検査そのものが日進月歩で進化しているのです。

「原因がわかってホッとした」

検査を入り口に遺伝性のがんを知り、その人が病気を発症するのを未然に防ぐ手段ができつつあることは、発病の恐怖に苛《さいな》まれている当事者にとって朗報です。けれども、当事者を取り巻く大きな課題の一つに、周囲からの差別や偏見があります。

病気に対処する一方で、遺伝性のがんに対する世の中の意識も変えていかないと――。都内に住む太宰牧子《だざいまきこ》さん（53）は、そんな思いから2014年にHBOCの当事者会一般社団法人「クラヴィスアルクス」を設立しました。

11年、太宰さんは42歳の時に乳がんと診断されました。早期に見つかりましたが、治療選択に悩みました。なぜなら太宰さんの1歳上の姉が3年半の闘病の末、40歳の時に卵巣がんで亡くなったこともあり、がんに対して強い恐怖心を抱いていたからです。

「姉が亡くなってから、自分もがんになるかもしれないという不安に押しつぶされそうな日々でした。主人に『いい加減にしないと、がんの方から近寄ってきちゃうよ』とあきれられるぐらい、体のあちこちをセルフチェックしないといられなくて。実際、自分に乳がんが見つかって、『ほらね、私も死ぬかも』と、つい死と結びつけて考えていました」

ネットで遺伝学的検査を知った太宰さんは、当時は保険適用されておらず高額である上、受検可能な医療機関は限られていたものの、医師に紹介状を書いてもらい、検査を実施している病院を受診します。検査の結果、HBOCと診断されました。

「それまで恐怖に囚《とら》われていた私は、BRCA1遺伝子に変異があるとわかり、むしろちょっとホッとしたんです。リスクを減らす方法もあり、原因がわかってよかったと」

太宰さんは医師と相談して部分切除の予定を変更し、リスクを減らすために全摘手術を受けました。手術後の病理検査でリンパ節への転移がみられ、診断は「ステージ2b」に。悪性度の高い「トリプルネガティブ乳がん」だということも判明しました。その後しばらくは抗がん剤治療を続け、治療を終えてから、19年に卵巣や卵管を予防的に摘出する手術を選択しました。当時はまだ手術の保険収載前で、高額な費用が必要でした。

太宰さんは、現在の心境をこう話します。

「今は助かるかもしれないなと。やっとそう思えるようになりました」

一方で、遺伝性のがんに対する周囲の理解が進まないことにジレンマを感じています。

情報交換のため患者会に出かけていった時のこと。太宰さんは、隠し立てせず、

「私は遺伝性乳がん卵巣がん症候群です」

と自己紹介しました。すると、がん当事者から、

「かわいそうに。お子さんは?」

と尋ねられたといいます。

「そこで私がいいえと答えたら、『よかったわね』と。それを聞いた時、内心は『周りからそんな見方をされたら、遺伝性のがんの人は子どもを産めなくなっちゃうじゃない!』

と危うさを感じました。きちんと社会に働きかけていかなくてはと思い、遺伝性のがんに特化した患者会を立ち上げることにしました」（太宰さん）

ＨＢＯＣの当事者会を立ち上げて８年。遺伝学的検査を受ける人の数が増え、「クラヴィスアルクス」にも全国の患者や家族から多くの相談が寄せられるようになりました。太宰さんのように、実名で遺伝性のがんを公表する人も増えてきました。太宰さんがいうには、それでも、親類や知人の間ですら遺伝性のがんに対する偏見がいまだに根強く、

「ずっと悩んでいて、自分が遺伝性がんであることを誰にも話せなかった」

「娘にも遺伝していたら……。就職や結婚の時に影響しそうで、なかなかいえずにいた」

と打ち明ける人もいるといいます。

中には、親戚の対応に複雑な思いをした人もいるそうです。ある女性が遺伝学的検査や予防の手術を若い従姉妹に知らせようとしたところ、従姉妹の親にあたる叔母から、

「娘が陽性になったらみんな困るから、検査のことは娘に教えないで」

という言葉が返ってきたというのです。太宰さんは、こんな本音を打ち明けます。

「たとえ遺伝性のがんとわかっても、プラスになることもあるのだと、私はたくさんの人に伝えたい。でも、結局のところ社会全体としては理解が追いついていない。社会の中

の意識の壁を取り除かないと、声が届いていかないと思います。今後はゲノム医療が加速していきますから、遺伝情報による偏見や差別が原因で悲しい出来事や辛い思いをすることがないように、歯止めをかけるルールづくりが必要だと感じています」

ゲノム医療推進と差別を禁止する取り組みは「車の両輪」

差別を恐れ、遺伝性のがんかどうかを調べることができない人たちが少なからずいる――。太宰さんが長年そんな現状を伝え対策を求めてきたように、国内では遺伝情報による差別を禁じる法整備やルールづくりが喫緊の課題として浮上してきています。

２０２２年４月、日本医学会と日本医師会は、日本では、法律も業界団体などの自主ルールも整備されていない現状を踏まえ、遺伝情報やゲノム情報の取り扱いに関して共同で声明を出しました。国や監督官庁、保険会社などの事業者に向け、雇用、結婚、教育、保険の契約や支払いなどでの差別や社会的不利益を防ぐための早急な対応を求めました。

この共同声明には、保険の取り扱いでゲノム情報による差別が起こらないよう、開かれた議論を行った上で「自主的な方策」づくりを進めるよう保険会社に求める内容が含まれていました。それに対して、生命保険協会と損害保険協会は５月末、それぞれ同日に声明を出しました。文書のあて先は「医療従事者の皆様」と医学会と医師会の声明を受けた形でした。しかし、生保、損保両団体とも「人権尊重を基本とした取扱」を行い、「遺伝学的検査結果の収集・利用は行っていない」と現状の認識を記すのみで、求められていた自主規制の取り組みについての記述はありませんでした。

全国がん患者団体連合会理事として、国会の超党派議員連盟「国会がん患者と家族の会」にも関与している桜井なおみさんは、自身も乳がん経験者です。19年に開かれた「適切な遺伝医療を進めるための社会的環境の整備を目指す議員連盟」の総会では、議連がつくった大綱案により具体的な法律案のイメージが披露されたものの、国会提出には至りませんでした。桜井さんは、「患者さんの大事な情報の扱いにまつわる話ですから、本来ならば医療者宛てではなく、当事者である患者向けに声明を出してほしかったですね」と前置きした上でこう指摘します。

「これからは、遺伝情報が限られた人ではなく、多くの人にとってリアルに『自分ごと』になっていきます。ゲノム医療を進めることと差別を禁止する取り組みの両方が『車の両輪』。もう対策は、『待ったなし』の節目に来ています。新しい医療を進めるためには、私たちが安心して参加できる環境をつくる必要がある。今後、遺伝情報を取り扱う可能性のある業界が対応を検討しても、差別による悲しい出来事が起こってからでは遅すぎますから」

前章で詳しく触れたように、がんと遺伝子の分野は新たな節目を迎えています。19年から、「がん遺伝子パネル検査」が臨床の場で使われるようになりました。さらに21年からは国家プロジェクト「全ゲノム解析等実行計画」が走り出しています。前出の国立がん研究センター研究所長の間野博行医師は、実感を込めてこう語っています。

「がんゲノム医療でパネル検査を受けると、検査を受ける前まではまったく気づいていなかったけれど、実は自分が遺伝性腫瘍のリスクとなる遺伝子変異（バリアント）を持っているとわかってしまう場合がある。医療の世界でいう『二次的所見』です。年々、こうした事例がたくさん出てきています。ご自身、あるいはご家族に対して、前もって予防するような戦略を立てることができるという意味では、遺伝情報を知ることは強みにもなりうる。家族も救えるかもしれない。でも一方で、その情報は、患者さんの『究極の個人情報』でもあるわけですから、医療や研究に活用する場合には適切に管理されなければなりません。さらに社会的にも、差別防止の法や自主ルールづくりの対応を取ることが必要でしょう。そうした対策を講じることは、多くの人に安心して科学・研究に参加し、医療を受けていただくためにも、欠かせない基盤整備だと思っています」

遺伝のリスクをどこまで知らせるか

間野医師が指摘した「遺伝性腫瘍のリスクとなる遺伝子変異を持っていることがわかる」可能性について、GISTで闘病中の谷島雄一郎さん（第2章冒頭参照）は、がん遺伝子パネル検査を受けた際、次のように深く考えたといいます。

〈谷島雄一郎さんの経験談〉

僕自身は2回にわたりがん遺伝子パネル検査を受けています。最初は臨床試験としての検査で、いい治療に結びつけられたらいいかなという気持ちで、遺伝性のがんに関する情報を指摘される可能性についてはあまり気にしていませんでした。けれど、2回目に保険適用になってから受けたパネル検査の際は、事前の説明項目を読み、家族への告知の可否を問われるチェック項目を検討すると、いろいろ考えて怖くなってしまったんです。

もし、自分の子どもに遺伝性のがんの原因となる遺伝子変異（バリアント）が見つかった場合に、伝えるべきか。あるいは伝えることによってその情報をがんの予防に役立ててもらうべきか。伝えるなら、どう伝えればいいのか。伝えた場合、その子は将来ずっと葛藤を抱えるのか。子どもにパートナーができた時に、子どもはどう遺伝子の情報を伝えるのか。パートナーに理解があったとして、子どもを望むなら、どんな話し合いをするのか……。考えをめぐらすと、ずっと遺伝に関する情報がついてまわるような気がしたんです。

社会的な影響を考えても、遺伝子情報を知るのが当たり前になる時代が来た時に、がんになる可能性が高い遺伝子を持っている人が、民間の保険に入りにくくなったり、就職しにくくなったり、ブライダルチェックのようなことがまかり通ったりする恐れがあります。そんなふうに、「ふるい分け」に遺伝子の項目が入るなんていうことになれば、優生思想を助長し、多様性とは正反対の社会になってしまいます。病気の対策ができるというメリットがあったとしても、そういう世間の潮流は、一度弾みがついたら、歯止めがきかなくなると思うんです。それこそ遺伝子差別社会です。民間保険については、保険加入者間の保険料負担の公平性も踏まえた議論が必要でしょうが、遺伝子変異を持つ人への合理的配慮への視点が欠かせません。こうした社会の空気に歯止めをかけるには、法のような実効性のあるものをストッパーにしないと厳しいのではないでしょうか。今はまだ、ほとんどの人にとって「自分ごと」になっていない段階だから、自分の病気の治療法を探すために受けた検査から、思わぬ結果が出てしまうという可能性については、多くの人がなかなか想像できないと思います。自分自身も、検査を受けてみるまではそうでした。

僕自身には遺伝性のがんの原因となる遺伝子変異は見つからなかったのですが、この遺伝子を知ることに伴う問題はリアルに感じていて、他人事だとは思えません。遺伝子を理由に社会的な排除が行われてしまう可能性は、早い段階からなくしていかないといけないなと、強く感じています。同時に、遺伝子を知ったことにより課題を抱えた人をケアする体制も整えていく必要があると思います。今後、一番大きな社会課題になるのではないかと思いますね。

がん遺伝子パネル検査を受けて新たに遺伝性の病気が見つかった場合、基本的にはその人の主治医が、事前に開示の希望を確認した上で「遺伝性の疾患の可能性があります」と患者に伝えます。国立がん研究センター中央病院では、主治医とともに、専門の講習を受けた外来の看護師「がんゲノム医療コーディネーター」が中心となってフォローし、必要に応じて遺伝情報に詳しい専門家に橋渡しするそうです。

「自分の治療のことで頭がいっぱいの患者さんに、思わぬ遺伝性の疾患のことが伝われば、心の負担はとても大きいもの」と間野医師はいいます。新たにわかる遺伝性疾患の情報をいかに注意深く管理し、伝えていくか。医療現場では模索が続けられています。

各国の対応の違い

遺伝情報に基づく差別への法的な対応は、世界各国でそれぞれ異なります。日本は整備されていない段階です。各国の対応の違いと日本の問題点について、医療社会学を専門とする東京大学医科学研究所教授の武藤香織教授に話を伺いました。

〈武藤香織教授の解説〉

アメリカでは、2008年に医療保険と雇用を対象とした遺伝情報差別禁止法（GINA）が成立。03年に韓国で成立した法では保険と雇用に加えて教育も対象にしていましたが、カナダでは、17年に対象領域を問わずに差別的取り扱いを禁じる法整備をしました。一方、イギリスでは保険業界と政府が協定を結びました。オーストラリアのように、保険会社の自主規制を尊重している国もあります。

日本のニュースでは、民間保険での問題に注目が集まっていますが、国民皆保険制度のある日本は、民間の保険会社が主体のアメリカとは社会的な背景が大きく異なります。私は日本においては結婚や出産にまつわる差別も念頭に置きつつ、対象領域を問わずに差別的取り扱いを禁じることを理念として明文化することがとても大事だと考えています。結婚や出産は個人の選択ではありますが、日本は、今でも「皆婚規範」が比較的強い社会だからです。私たちが行った調査では、結婚や出産は、遺伝情報に伴う不利益が生じる場面として、保険や雇用と同程度に懸念があることがわかっています。

包括的な差別禁止法がないことについて、日本は国際人権機関から何度か指摘を受けてきました。包括的な差別禁止法が制定されている多くの国では、出自、性別や性的指向・性自認などと並んで、遺伝的特徴に基づく差別の禁止も追記されています。

遺伝的特徴に基づく差別とは、とても広い概念で、必ずしもＤＮＡを解析した結果だけを指すのではなく、うわさ話や憶測も含むものです。「あの親子は」「あそこの家系は」といった話題を発端にした差別も含まれています。

しかし、超党派の議連で提案した18年の大綱案には、「塩基配列情報に基づいて、不当な差別をしてはいけない」という文言しか入っていませんでした。塩基配列情報の定義は明確ではありませんが、ＤＮＡを解析した後のデータを意味しているようです。がん細胞のように次世代に引き継がれないデータも含まれるように読めます。どのような事柄に基づく差別を法で禁じるべきかについては、罰則が必要かどうか、必要だとしてどのような行為を処罰できるのかも含めてより精緻な議論が必要です。

たとえばドイツは、保険会社の言い分にも一定の理解を示し、高額な保険商品を買う人には、遺伝学的検査の結果の提示を要求できる法整備をしました。保険会社は、遺伝学的検査によって将来病気になるリスクが高いことを知ったうえで、あえて保障が手厚い保険に加入した人たちに対する高額な支払いが続けば経営が圧迫されますし、他の加入者から見ても、公平性の観点から不当だと受け止められかねません。一方、カナダでは、保険に限らず、あらゆる契約での遺伝情報の使用が法で禁じられています。国による個性はあるものの、時間をかけて議論するプロセスを経た国では、ゲノム医療が普及する前に、その国において不適切とされる利用を禁じるルールが制定されてきました。

日本社会は、真正面から議論をしないまま、ゲノム医療が普及する時期に来てしまいました。個人や血縁者の病気のリスクに関する情報を、健康管理や医療、生殖の意思決定など個人の選択に役立てる以外に、保険や雇用管理、犯罪捜査など個人に不利益が及ぶ可能性のある行為に使ってよいかどうか。市民も含めて意見を出し合い、政策を決定すべき時期です。日本でも、もっと目に見えるところで異なる立場の人たちが膝を突き合わせて、

オープンに議論し合えるようになるといいですね。（初出「AERA」2022年7月11日号。大幅改稿）

こうした法やルールづくりのほか、患者や当事者を取り巻く「周囲の人々」のリテラシー向上も欠かせません。次に見ていきましょう。

マナーとして知っておきたいがんの基礎知識

がんや遺伝に関する正しくない認識が広まれば、差別が繰り返されてしまいます。国立がん研究センター研究所長の間野医師は、ゲノム医療時代に必須の「これだけはマナーとして知っておきたい基礎知識」として、次のことを挙げました。

●基本的にがんは後天的な病気であり、がんそのものは遺伝せず、触って感染するようなものでもない。

●がんの原因には、食習慣や生活環境、喫煙、飲酒、慢性炎症、加齢など、様々な複合因子が関連すると考えられている。がん細胞を叩く免疫の力が低下することもその一因。

●これらの原因によって正常細胞の遺伝子に傷がつき、傷が複数の重要な遺伝子で起こった場合にがん細胞となる。
●しかし、中には生まれつき特定の遺伝子に変異を持っているために、通常より高い確率で、若年でがんが生じやすい遺伝性の病気もある。
●がんそのものは遺伝しないが、がんになりやすい素質は遺伝することがあって、精子や卵子を通して次の世代に伝わっていく。
●遺伝性のがんでも、子どもの全員に伝わり発症するわけではない。

「日本は中学校の保健体育の授業などで、がんに関して学びますが、先天的な遺伝子変異(バリアント)と後天的な遺伝子変異の違いなど、がんに関する遺伝子・遺伝の基本的なことも教育してほしいと思っています。それに加えて大事なのは、遺伝情報は極めてプライバシー性の高い情報ですから、大切に扱う必要があるということです。こういったリテラシーは、国民皆保険でがんゲノム医療を行っている日本人がみんな同じように持っておくべきです」

と語る間野医師は、本来は教育においても、がんや遺伝子のことをもっと伝えていくべきだとの思いを強くしているといいます。

患者の選択に寄り添う専門職

実際の医療現場では、普段、患者や家族に情報をどのように伝えているのでしょうか。「認定遺伝カウンセラー」の田辺記子《たなべのりこ》さん（国立がん研究センター中央病院遺伝子診療部門）に解説をお願いしたところ、田辺さんは、人物のイラストの隣に手描きで遺伝子の細長い線を二本描きました。理解を深める上で大事なのは、まず、「遺伝性のがんの仕組み」の理解だといいます。遺伝性でない人と遺伝性の人の「がんになりやすさの違い」をそのメカニズムがわかるように話し始めました。

「BRCA1に変異があるタイプの人で、両親のどちらかから変異遺伝子を受け継いだ場合で考えてみましょう。この人は、二本あるブレーキ役のがん抑制遺伝子BRCA1が、生まれつき片方働いていない状態なんです。変異を持っていない人の場合、二本あるBRCA1の両方が変異することで、はじめてがんを発症する。一回、二回と変異するまでがんは発症しません。それに対し、変異を生まれながら持っている人は、どこかの部位で一回変異を起こすだけでブレーキが働かなくなり、乳がん、もしくは卵巣がんなどになる。この『がんになりやすい体質』は、子どもには2分の1の確率で遺伝します」

田辺さんの説明のポイントは、まず、親からの遺伝はなくても誰でもがんになる可能性があるということ。親のどちらかがHBOCでその遺伝子を受け継いだとしても、がんになりやすい体質が遺伝するだけで、100%がんを発症するわけではないということです。さらに、親のどちらかがHBOCだという人が検査を受けても、その人に遺伝している確率は「2分の1」で、100%遺伝するわけではないということもわかりました。

田辺さんのような「認定遺伝カウンセラー」は、臨床遺伝専門医や看護師ら、医療従事者とチームを組んで、相談を受けている人自身が「自分で決める」ことをサポートします。あくまでも意思決定のための情報提供であり、ある選択肢のみを重く見るような伝え方はしないよう心がけていると田辺さんはいいます。

「こうすべきです、といった情報の提示は決してしませんが、それぞれの選択肢のメリットとデメリットは的確に伝えるよう努めます。主治医から説明を聞いて、『理解が追いつかない』『決められなくて困った』と思ったら、迷わず私たち専門家に頼ってください」

遺伝子検査を受けるかどうかを迷う場合は、「遺伝カウンセリング」を行っている病院を見つけて、田辺さんのような専門家に相談してみるとよいでしょう。

ライフステージごとの自分の決断を大事にする

日本で人工乳房（インプラント）による乳房再建が保険適用になったのが２０１３年のこと。全摘手術を行う際に、乳房再建（乳がんの術後の乳房欠損や変形を可能な限り回復させる手術）も行うことで自然な胸を再現できるようになったわけです。

ただ、予防の目的で健康な乳房にまでメスを入れるということには躊躇《ためら》いを覚える人もいます。聖路加国際病院副院長・ブレストセンター長の山内英子《やまうちひでこ》医師によれば、予防的切除を受けた人の中には、「がんにならなかったかもしれない乳房を傷つけてしまって本当によかったのか」と後から自問する人もいるそうです。

「葛藤の末に切除手術を選択した人の心理はとても複雑です。新たに生じた疑問や整理できない気持ちをいつでも吐き出せるよう、私たちは遺伝診療センターでのカウンセリングで長期的なフォローができる体制をつくっています」（山内医師）

遺伝性のがんであるとわかれば、年齢や状況によっては大きな人生の決断を迫られる場合があります。

自身もＨＢＯＣで、予防のためにがんがない側の乳房や卵巣・卵管のリスク低減手術を選んだアメリカ・ペンシルベニア州立大学准教授の平野絵理香《ひらのえりか》さん（43）は、「私は予防的な手術を選びましたが、簡単に決断できることではありませんでした」と話します。

2013年、平野さんは34歳の時に右の胸に乳がんを発症しました。奇《く》しくも生みの母が乳がんを発症したのと同じ年齢でした。母親は37歳で他界しており、平野さんはかかりつけ医から、「あなたはお母さんのこともあるから、遺伝学的検査を受けた方がいい」と勧められました。実はその提案を受けたのは二度目でした。

一度目はその半年前、ちょうどアンジェリーナ・ジョリーさんのニュースが広まった時期でした。ただその時は、平野さんは彼女のニュースはほとんど知らず、「（検査は）結構です」と断っていました。その代わり、かかりつけ医の勧め通り、マンモグラフィ（乳房X線検査）による定期的な検査は受けていて乳がんが発覚しました。二度目の助言で検査を受けたところ、BRCA2遺伝子に変異が見つかったのです。

「『そうだったんだ』と。母のことも、アンジーのニュースも、すべて点だったのが線でつながったと思いました。だからといって発症前に遺伝学的検査でリスクを示されたとしても、私に彼女と同じ決断ができたかといわれると、わからないです。ただ、自分が実際にがんを発症して抗がん剤治療を受けたり、再発の確率が高くなったりした経験を考えると、なるほど彼女はそうした可能性を考えて切除したんだなと改めて認識しましたね」

平野さんは、渡米後に知り合った夫と9年の交際を経て結婚し、子どもを持ちたいと考えていました。外国語教育学の博士号を取得した後にペンシルベニア州立大学で日本語教育に従事し、仕事も充実していました。

実は一度流産という悲しい経験をした後に、再び妊娠がわかり、平野さんは喜びで満たされていました。ところが、その1週間後にがんと診断され、さらにその翌週に二度目の流産を経験することになったのです。

「診断後に受けたMRI検査では、腫瘍が3㎜大といわれていたので、『それなら、出産後にがんの手術をする』と当初は決めていたんです。それが再び流産してしまい、手術を前倒しした段階で、念のためということで遺伝学的検査を受けました。するとHBOCと判明して……。担当医には、乳がんも卵巣がんも極めてリスクが高いと指摘されました。それで、右胸の腫瘍は小さいといわれていたけれど、がんがなかった左側の乳房も含めて両胸を同時に切除し、再建手術を受ける決断に踏み切りました」

手術後、がんの大きさが、画像上で指摘されていたサイズよりも10倍大きかったことが判明しました。診断はステージ2に。平野さんは複雑な心境だったといいます。

「術前のＭＲＩ検査では、腫瘍全部は見えていなかったんですね。もし赤ちゃんが生きていたら、私の命があったかどうか、わかりません」

平野さんは術後に抗がん剤治療を受け、ホルモン剤による治療も10年続けていくと医師からいわれています。治療の影響を見越して、乳がんの手術前に卵子の凍結をしています。

「今もがんの再発を防ぐホルモン剤を毎日服用し続けています。治療が終わってから、凍結した卵子を使って不妊治療をするかどうかといわれると、何ともいえないです。私は術後に夫との離婚も経験しましたし、治療が終わった時の年齢のこともあります。仮に不妊治療をすることになったら、これまでリスク低減のために抑えていたホルモンを逆に補充することによるリスクはどうなんだろう、と思ったり。その時その時の状況を見ながら考えていくしかないと思っています」

平野さんは18年に、卵巣と卵管のリスク低減手術を受けました。医師の助言を受け、年を重ねるごとに上昇するがん発症のリスクを考えての決断でした。

「私の場合は、ＢＲＣＡ２に変異があって、医師たちからは再三、『40歳を過ぎると発症率がぐんと上がってしまうから、とにかく今すぐ子どもを産んで、早めに手術を受けて』と助言されていました。すぐにといわれても、こればかりは難しいものですよね。今思えば、30代は、人生のことや治療のことなどをずっと考えてばかりでした。本当に学びの時期だったなと思います」

遺伝性のがんのことやリスクにまつわる情報について、私たちはどんなふうに受けとめていけばよいでしょうか。

「遺伝の心配がある人に対しては、後になって『知っていればよかった』という思いをしなくてすむように、病気のことをできるだけ正確に知ってほしいと思います。HBOCの場合は、生涯でがんになるリスクがどの部位で何%とか、年齢ごとにどのくらいリスクが高まるかとか、遺伝子の型ごとに数字が出ていますから。でも、リスクのことを聞きたくない人や、聞く心の準備ができていない人はたくさんいると思います。逆に、隅々まで知りたいという人もいますよね。ライフスタイルやライフステージによっても、受け止め方がいろいろあって当然です。同じ『自分』でも、考えが変わっていくこともありますし。一人ひとり、その時々の自分の決断を大事にしてほしいです」

彼女の澄《す》んだ言葉には、彼女が乗り越えてきた逆境や葛藤の時間の厚みが凝縮されていると感じました。

リスクに応じた検診を選ぶ時代に

現在、ＨＢＯＣの当事者には、乳がんも卵巣がんも発症していない未発症者の予防対策や管理に保険が適用されていない点が大きな課題として残されています。遺伝カウンセリング、遺伝学的検査、リスク低減手術、サーベイランス、簡便な検査法でリスクをふるい分けるスクリーニングなどいずれもが、未発症の人（未発症病的バリアント保持者）の場合は自費診療という現状があるのです。ＨＢＯＣの当事者会を主宰する太宰さんは、これでは本来の遺伝医療が活かされていないと指摘し、がんを未然に防ぎ、がん死を抑えることが大切だと語ります。

「いつまでも全額自己負担では、未発症者にとっては遠い医療といわざるをえません。『そこまで高いお金を払ってまでは』と多くの人は自分事として考えにくくなってしまいます。中には、『未発症者に保険が適用されないなら予防の促進にはならないし、事前に知ることの意味が薄れる』と、諦めモードの人もいます」

昭和大学病院の中村医師は、本来、未発症の人がリスク低減の医療を受けることのメリットは大きいはずだといいます。

「未発症の人の場合、ＢＲＣＡ１／２の遺伝子の変異があるとわかった段階でそれが病気といえるのか、という議論があるんです。でも、たとえば糖尿病や高血圧は、それ自身が病気ではないけれど、血糖値を下げるために薬を飲みましょうなどと、保険診療でみています。考えてみれば、あれも予防の医療です」

従来、「検診」という手段もあり、卵巣がんを発症した場合、あるいは、片側の乳房に乳がんを発症し、もう片側を検査する場合は、予防としての乳房MRI検診にも保険が適用されます。

そうしたMRI検査による検診を、未発症の人の予防を目的とした経過観察としても、保険適用を認めてほしいというのが、太宰さんら当事者たちの願いです。

予防としてのMRI検査も、少しずつエビデンスが出てきて有効性が示されつつあります。中村医師らが保険適用後に発症者の「健側《けんそく》」(乳がんを発症していない側の乳房)のMRI検査データを集積し2年間追跡したところ、MRIでしか見つからない極小のがんが高い確率で見つかることがわかってきたといいます。未発症者約200人の追跡でも、3年間で約20人が乳がんを発症するという報告が出て、中村医師自身が驚いたともいいます。

「まだ少ない人数でしか検証できていませんが、経過を観察している人の10人に1人の確率で乳がんが発症するというのは、かなり高い確率といえます。選択肢の一つとして予防的な手術に大きな意味があることの裏返しであり、一方で、手術したくない人はMRIによる検診も有効だということです。大きな手応えを感じています」

中村医師は今、診療科をまたぐ医師同士のネットワークをつくり、新たな検診法を開発中です。自身が参画する「がん種を横断してのゲノム解析の国際研究チーム」は、2022年4月、BRCA1／2遺伝子が、乳がんや、卵巣がん、前立腺がん、すい臓がんという、もともと関連性が指摘されていたがん種だけでなく、東アジアに多い胃がん、食道がん、胆道がんの疾患リスクも高めることを発見したと発表しました。こうした知見をもとに、同年、昭和大学がんゲノムセンター所長に就任した中村医師は、他のがん種の医師らと頻繁に情報交換をしています。

なぜ「診療科をまたぐ検診法」が必要なのでしょうか。

中村医師は、HBOCの乳がん患者を例に取って解説します。ある乳がん患者の弟が姉と同じ遺伝子変異を持つ場合、男性であっても乳がんを発症する可能性が普通の人よりは高くなり、前立腺がんやすい臓がんも視野に入れる必要が出てきます。そうすると、たとえば次のような提案が有効になってくるだろうと中村医師はいいます。

「あなたの遺伝子タイプならば、前立腺がんは腫瘍マーカーをみるために○年に△回は血液検査を受けましょう。造影剤を使わないMRIですい臓がんの検査も○年に△回は受けることを推奨します。乳がんの生涯発症リスクは30%なので、毎年、乳房MRI検査を受けておくとよいでしょう」

中村医師は、一人ひとりが生まれつき持つ遺伝子に応じて「検診メニュー」を組み立てていく未来像を提示し、こうメッセージを寄せました。

「もう、誰もが一律の検診を受ける時代は終わるでしょう。今後は、検診も治療も、それぞれの人が持つ遺伝子を軸に組み立てられて、それぞれに合うプログラムが提示されるようになる。だからこそ、自分のリスクをなるべく正確に知った上で、リスクに応じて相応しい方法を『自分が選択していく』。そんな個々の意識の持ちようが大事になってくると思います」

本章では、主に医療界の動きや社会の側にある壁について見てきました。では患者・サバイバーたちは、個人レベルではどのような壁に突き当たり、どのような選択をすることで切り抜けているのでしょうか？　次章からは、根深い社会課題に注意を払いながら、一人ひとりの「選択」や「気づき」にフォーカスしていきます。

第4章 告知されても動揺しないために

医師の「予告」で心の準備を

前章ではがんを発症する前段階からの「先制医療」や遺伝情報をめぐる倫理的な課題について取り上げました。この章では、ひとたびがんを発症するとふりかかる「がんの発見・告知時の受けとめ方・治療選択」に焦点を合わせます。

まずはがんの発見と告知時の受けとめ方について。コンビニエンスストア、ファミリーマート元社長（現顧問）澤田貴司《さわだたかし》さん（65）にインタビューしました。澤田さんは、「私はがんの告知を受けた際、大きく動揺はしなかった」といいます。なぜでしょうか。

澤田さんが胃がんの手術を受けたのは２０１３年、55歳の時でした。伊藤忠商事からファーストリテイリング副社長を経て、当時は自ら興した経営支援会社「リヴァンプ」のトップに就いていました。

手術の1カ月後には仕事に復帰し、その後、16年にファミリーマートの社長に就任。サークルKサンクスと経営統合して同社を業界2位に浮上させました。

19年に都内で開かれたがんの社会課題を考える日本最大級のイベント「CancerX サミット２０１９」に登壇した折、澤田さんはがんも含め、自身の病気や健康状態について言及しています。一般社団法人 CancerX は産学官民医といった多様な立場の人が力を合わせ、

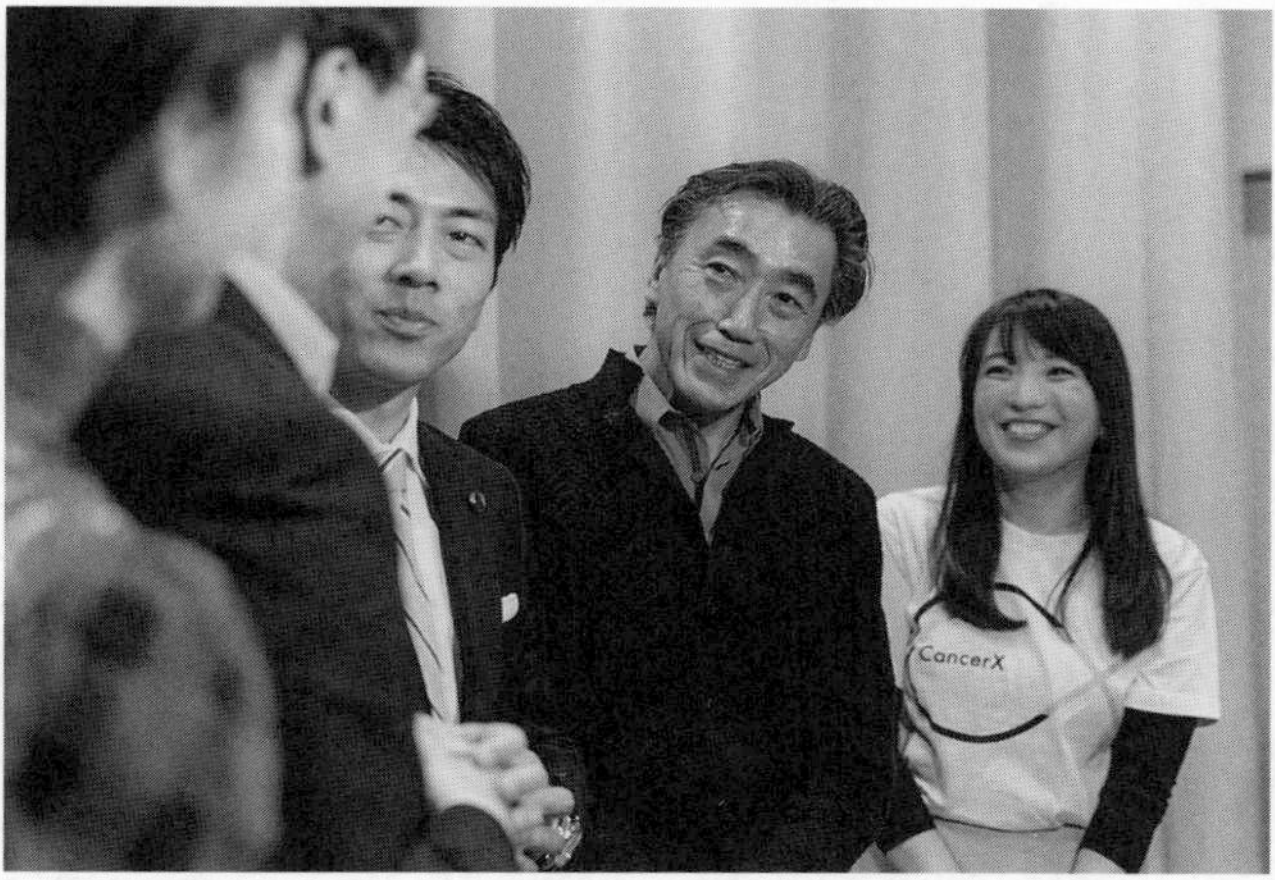

都内で開かれた「CancerXサミット2019」に登壇した時の澤田貴司ファミリーマート元社長（右から2人目）。撮影:今村拓馬

がん課題の解決に取り組む組織で、ワールドキャンサーデイである2月4日に合わせて毎年サミットを開催しています。経営者という立場にある澤田さんは、イベント後に行ったインタビューで、がんを公の場で話すことに躊躇はなかったと語りました。なぜなら、「がんに罹患し克服したことは、経営者としてまったくネガティブな体験ではない」からだといいます。

「私の場合はちょっと特殊で、『ああ、やっぱり！』と思ったんですよ」

当時経営していた会社のクライアントと消化器の専門医との会食の席に同席した澤田さんは、医師に患っていた胃炎についての悩みを相談しました。「自覚症状はないものの、胃が荒れているらしく、定期的に胃カメラを飲んでいて」と、持参していた胃の内視鏡写真を見せたところ、意外な答えが返ってきました。

「澤田さん、あなたの胃はかなり悪い。このままだと、がんになる可能性が高い。2年ぐらいで症状が出てくるかもしれません」

突然の〝がん予告〟に「冗談を」とも思ったものの、医師から「僕が診ましょう」と提案されたため、それからは、胃炎の治療とともに半年に1度の内視鏡検査を欠かさず、経過を観察していました。

「それで2年経った時に、その先生から『気をつけて診ていたら、やっぱり出ました』といわれまして。本当にそうなったんだ、やっぱりそうかとびっくりしました」

澤田さんは、死をまったく意識しなかったわけではないといいます。それでも、告知を受け、大きく動揺しなかったのは、「あらかじめ、がんになるかも、といわれていて、心の準備ができていたからだと思う」と話しました。信頼している医師から見通しをしっかり伝えられたことも大きいといいます。

「先が見える状態」をいかに早くつくれるか

澤田さんのがんのタイプは、胃壁の内部で広がっていくスキルス性胃がんでした。見つかりにくく、広がりやすいがんですが、ごく初期に見つかったため、医師からは「まったく心配ない。僕が治します」とお墨付きをもらいました。その言葉で安心して治療に臨めたといいます。胃の3分の2を内視鏡下手術で切除する際に、二つの「門」(胃の出口と入り口)を残すことで、普通の生活に戻れるという見通しも、併せて伝えられました。

闘病と経営で必要なのは、「先が見える状態にすること」と澤田さんは語ります。

澤田さんは、しばらく治療で仕事を抜ける以上は、周囲に隠し立てはできないと判断します。告知直後、「おい、がんになったぞ」とリヴァンプの社員にオープンに伝えました。

手術後は全社員に、「生きてるぞー。1週間後には会社に行くから」とメールをしました。「生還した自分」の姿を携帯電話で撮影して、写真も添付しました。それを見た社員からは、「頑張ってください!」「社長、半端ない!」などと激励メールが届いたといいます。

「自分が元気、大丈夫ということは、発信し続けなければと常々思っていて。たとえ闘病中であってもね。僕が強く思うのは、社長が下を向いてはいけないなということ。元気で明るくいることは、社長の一番の仕事ぐらいに思っているんです」

その後は、趣味のトライアスロンも再開しました。

幸運なことに澤田さんの場合は、がんになる前から信頼できる医師という「優れたナビゲーター」がいました。心の準備ができていたからこそ、過剰な不安に苛まれることもなく、治療の前後も穏やかに過ごすことができたと感じています。

「僕もいろいろな会社を経営してきたのですが、公私それぞれの経験から思うのは、お医者さんと弁護士さんは間違ってはいけないということ。これは、身に染みて思っています」

がん体験はしばしば、「キャンサージャーニー」と表現されます。澤田さんは、がんの旅路もまた、会社経営に似ていると話します。

「人は誰しも、先が見えないと不安になってしまう。自分の会社はこの先どうなるんだろう、自分の体や暮らしはこの先どうなるんだろうと。だからこそ、『先が見える状態』をいかに早くつくるかが大事だと思います」

経営でも、見通しが持てる状況を迅速につくり上げることを意識してきたそうです。

「コンサルタントを入れていろんな手を打ったとしても、先が見えない会社は怖い。でも、会社の方向性が見えると『よしここに行くぞ!』とみんなを鼓舞できて、そこに向かって頑張れる。闘病も同じじゃないかな。僕は今も、健診は受けていますが、検査結果を見せられても、やみくもに怖がらなくていいんだと。正確にその結果を伝えられるのとそうでないのとでは大きく違うと思います」

（初出「ビジネスインサイダージャパン」19年2月7日公開記事。一部改稿）

澤田さんの場合、がんを早期に見つけられたことが大きなポイントでした。さらに、がんといわれて動揺しないために、「正しい知識はやはり大事。それと、医療の知識を教えてもらえる『信頼できる人』を身近に持てるようにすることも大事」と話していました。

内視鏡AI、リキッドバイオプシー……早期発見への扉

澤田さんの事例のようにがんの治癒率を高めるには、早期発見から早期治療につなげるのが理想です。最近は、その先を行く〝超早期発見〟の技術も次々に登場しています。

中でも注目を集めているのが、「AI画像診断支援」。そして、がんゲノム医療として有力視されている血液や尿などリキッド（液体）を使った検査「リキッドバイオプシー」（バイオプシーは〝生検〟の意味）です。

国内では2020年末、AIを用いた早期の大腸がんや大腸の前がん病変までをリアルタイムに検出する診断支援医療機器ソフトウェアとして、国立がん研究センターとNEC

で開発した内視鏡画像解析ＡＩが医療機器承認を取得しました。

また、胃がん領域で内視鏡の画像診断支援ＡＩの開発に取り組む株式会社ＡＩメディカルサービスが、17年の創業から5年で累計約１４５億円（補助金などを含む）の資金調達に成功しました。研究開発は進み、すでにプロダクトを出すフェーズに入っています。

同社のＣＥＯを務めるのは、東大医学部卒で消化器内視鏡が専門の多田智裕《ただともひろ》医師（ただともひろ胃腸科肛門科理事長）です。多田医師は、膨大な枚数の画像を読影する医師たちの「がんの見落とし防止」の観点からも、内視鏡ＡＩが有用な技術だと考えています。

取材でクリニックを訪れた折、多田医師は「どこにがんがあるか、わかりますか？」と早期の胃がんの内視鏡画像を見せてくれました。画像には、赤みがかった胃壁が映し出されていましたが、素人目にはどこが病変なのか、さっぱりわかりませんでした。実は以前、医師専門の会員制サイトで同じ問題を出したところ、解答した約８０００人の医師の正解率は31％に過ぎなかったといいます。

「内視鏡の専門医ならもっと見分けられますが、限られた人数の専門医が日々読影する内視鏡画像の枚数は膨大です。私たちは、日々の自院での検査に加え、自治体の検診画像を検証する『ダブルチェック』の業務も担っていますが、多い時には1時間で３０００枚以上も目を通すことがあります。この作業を1時間以上続けるのは正直無理。人間はそれ以上集中力が続きません。精度を上げつつ何とか業務を効率化できないものかと考えてきました」

多田医師は、人工知能学者の松尾《まつお》豊《ゆたか》氏から「AIの画像認識は人間の能力を超えた」と聞いたことを機に、「人間と人工知能がダブルチェックする体制をつくって、がんの見落としをゼロにしたい」と、人間をアシストするためのAI活用を思い立ちました。

多田医師は胃がんの早期発見に革新がもたらされる未来をこう見ています。

「AIが拾い上げた病変を専門医が細かくチェックすることによって検査の精度を高められます。人工知能のアシストにより医師のケアレスミスが減ります。いわば、車の安全運転をサポートするバックモニターのようなもの。我々医師の能力を増強することでがんの見逃しを減らすことができれば、医師も患者もお互いに〝win-win〟になると思うんです」

（初出「ビジネスインサイダージャパン」17年9月21日公開記事。一部改稿）

一方のリキッドバイオプシーは、今や世界中で研究開発が進められているホットな先端テクノロジーの領域です。血液などの体液サンプルを使うだけという検査時の患者への負担の小ささについては、第2章でも触れましたが、それだけではありません。早期発見、診断、再発リスク評価など用途の広がりがあること、さらには腫瘍のゲノム情報を踏まえ「適切な治療」につなげられる手法であることなど、多くの利点が挙げられます。

国立がん研究センター東病院の中村能章医師は、こうした様々な用途の中でも世界中で最も期待が集まっているのが、早期発見の領域だと話します。

「がん細胞が壊れると、血中に様々ながんの痕跡が放出されます。その一つががんの細胞が壊れてDNAが流れ出したものである『血中循環腫瘍DNA（Circulating tumor DNA：ctDNA）。アメリカでは、ctDNAを用いるリキッドバイオプシーによる検査で『リアルな精度』を出す1万人規模の追跡調査（将来生じる現象を調査する『前向き研究』）を行い、母数の中から少人数だけ含まれていると予測されるがんの人を見分け、そうでない人をがんではないと判別できる割合を研究結果として出しています。精度はもう少しという印象でしたが、世界でほぼ初めての大規模な研究結果です。今はリキッドバイオプシーもがんゲノム医療も研究基盤が発展してきているのが追い風です。ただ、リキッドバイオプシーによってがんが超早期に発見された場合、早期の治療に結びつけていくスクリーニング手法が今後10年単位で開発される必要はあります。このテクノロジーによる恩恵を受けられる時代は、そう遠くないところまで来ていると思っています」

中村医師は、今後は日本においても、ｃｔＤＮＡを用いる海外のリキッドバイオプシー検査を使った臨床研究を導入していく準備をしているところだと話していました。

がん情報の基礎知識を患者が習得するコツ

私たちは現在、健診や人間ドックを通じて、がんを早期から発見するよう努めていますが、一方で医療の高度化・複雑化に伴い、がん医療に特有の専門用語に慣れておく必要性も生まれてきています。

電通ジャパンネットワーク執行役員の北風祐子《きたかぜゆうこ》さん（52）が乳がんを発症したのは47歳の時でした。仕事と子育てを両立し、中間管理職として部下を率いる立場であわただしい毎日を送っていました。人間ドックを受けた後に自宅に郵送されたマンモグラフィの検査結果に「カテゴリー5　病変あり」とあった時、北風さんはそもそも「カテゴリー」という用語の意味がわからず、あわててインターネットで調べました。実際は、乳がんである可能性を5段階で表した数字で、確定を意味してはいません。けれども、ネットを検索して表示されたのは、「カテゴリー5。がんの確率はほぼ100％」という記述。「ほぼ」という言葉は入っていても、北風さんはその時点でがんだと思い、呼吸が速くなったといいます。

「確かに、がん専門病院を受診して精密な検査をした結果は初期の乳がんでしたが、私がネット検索でいたずらに恐怖心を抱いていると見えたんでしょうね。医師から初診時に、『インターネット見ちゃダメだよ。嘘ばっかりだから』といわれました。カウンセリングの先生からのアドバイスは『気持ちはわかるから見てもいいけれど、正しい情報かどうかは考えるようにしてね』とのことでした」

そこで北風さんは〝予習本〟として、最新のガイドラインをもとに標準治療（＝最善の治療）や診療方法などが記されている『患者さんのための乳がん診療ガイドライン』（金原出版、日本乳癌学会編集）と主治医が著した乳がんの専門書の2冊に絞り込みました。

北風さんの病期を示す「ステージ」は、非浸潤（がん細胞が乳管の外に広がっていない）の「ステージ0」と術後に確定しました。また術後の病理診断で、がんの〝顔つき〟（悪性度）を示す「グレード」という用語でも数値が示されました。結果は、グレード3。増殖が速いタイプではありました。ステージも、グレードも、治療方針を立てる上で重要な指標です。

「カタカナの意味をちゃんと理解しているのは大前提です。診察の時に先生がいう言葉の意味が理解できていないと会話も成り立たないし、何より自分の治療法を選べません。

私の主治医は、診察の度にあらかじめ、次に判断が必要になりそうなことは『次の受診までに○○○は考えておくように』などと〝宿題〟を伝えてくれていたように思います。私は物事を決めるにあたっては、手がかりになる情報がないと落ち着かないタイプですので、毎回、受診までに受験勉強のように学んでいきました」

ただし、幼なじみで産婦人科医の友人からは、北風さんの性格を見越して「少しだけ先を予測するように」とアドバイスされていたといいます。

「あまり先まで情報を読み込みすぎると、診断結果からの予後のような、怖い情報もたくさん目に入ってきます。情報を読むのはある程度までにして、〝ちょい先〟ぐらいでちょうどいいようです。次に主治医にあてる質問を絞り込んで、主治医に答えをもらった時に最低限その意味がわかる程度に予習していきました」

北風さんはがん専門病院を受診していたため、重症度が高そうな人も含めて多くの患者さんたちが待合室にいました。そこで、自分の診察の時、短い時間でメモを取り、後でそれが何の数字だったかがわからなくならないよう、用意した質問メモに空白をつくり、ピンポイントで質問してその答えの数字をそこに書き込む工夫をしました。

「特に、術式を決める上で知りたかったのは、全摘手術と部分摘出手術とで、局所再発率（病気があった乳房内での再発率）及び生存率に違いがあるかどうか、という点でした。質問項目を紙に書いておき、数字を入れるだけでいいようにしておきました」

北風さんは初期段階で乳がんが見つかりましたが、全摘すれば部分摘出よりも局所再発率が下がるというエビデンスをもとに、病変がある側の全摘手術を選びました。一方で、術後にホルモン剤治療を5年以上続けるかどうかを判断する際、次の情報を知らされました。

●診断は微小浸潤なし、ステージ0。
●片側が乳がんになった人が、もう片方の乳房もがんになる確率は5％。
●予防のためにホルモン剤を5年以上飲み続ければ、もう片方の乳房ががんになる確率が3％に下がる。
●ホルモン剤には抗がん剤ほど強くはないものの、副作用もある。
●もう片方の乳房を年に一度経過観察することで早期発見につなげることもできる。

結局、北風さんはホルモン剤治療を受けないことにしました。

「最近は知った上で決めるという『インフォームドチョイス』が推奨されていますが、自分で決めるという選択は、当事者にとっては重いものです。今は医療用語も難しいですし、それぞれの選択肢には一長一短があり、自分で決めるのはなかなか難しいものです」

乳がんの診断から2年を経て、北風さんは自身の経験から、乳がん治療中の人に並走するサポーターであろうと、認定NPO法人「乳房健康研究会」の認定試験を受け、「ピンクリボンアドバイザー中級」という資格を取得しました。

「自分ががんを体験して、その人の理解の状態に合わせて必要な情報を伝えてあげられる存在が必要だなと感じたんです。少しでもお手伝いできればと思っています」

医療用語の〝翻訳本〟と、情報を間引いて随時必要な情報を手渡す〝案内人〟とが求められている。北風さんの体験から、そんな時代の潮流が見えてきます。

検診情報の受け取り方

乳がん検診では、国が40歳以上の女性に勧める乳房X線撮影（マンモグラフィ）だけでは異常を見つけにくい「高濃度乳房」が日本人に多いことが課題です。乳腺が発達しているほど撮影したX線画像は白く見え、がんが白いかげに隠れることがあります。「見落とされては……」と、かつて全国の乳がん患者団体からは、検査の結果を出す際、高濃度乳房でがんの有無の判別が難しかった場合も知らせてほしいとの声が上がっていました。

超音波（エコー）検査をマンモグラフィと併用した場合、マンモグラフィだけの時より乳がんの発見率が1・5倍まで高くなったという研究もあります。けれども、乳がんでなかったのに乳がんの疑いありとされる「偽陽性」の人が増えるなど課題が残りました。がんかどうかが確認されるまで、不必要に精神的な苦痛を味わうこともあるのです。現時点で国は対策型検診としてエコーを推奨しておらず、エコー検診の希望者は基本的に全額自己負担となります。

昭和大学病院の中村清吾医師は、検診を受ける際の心構えをこう話します。

「検診の結果を冷静に受け止めるためには、検診の実力を正確に知っておくことが大事です。たとえばマンモグラフィ検診で『異常なし』と連絡が来たら、多くの人はがんがないと思うけれど、見えていない可能性はわずかに残ります。また、何かしこりがあるかもしれないと判断された時に、結果の表現として『がん疑い』といった欄に丸がついていると、がんになってしまったと思い込むかもしれませんが、必ずしもそうではないのです」

日本で1000人がマンモグラフィ検診を受けたならば、異常が見つかるのは約50人。

その50人のうち針生検《はりせいけん》などを受けて実際にがんと診断されるのが約3人。この「1000対50対3」という比率が、今のマンモグラフィ検診の実情だと中村医師はいいます。

「50人の人ががん疑いだといわれても、そのうち実際にがんと診断されるのはたった3人なんですよ。そうした情報が少ないのでなかなか伝わっていないのでしょうが、詳しい検査の結果が出るまでの1カ月くらいの間、要検査となった人たちはとても心配されます。検査そのものに限界があることを知っておく必要があるでしょう」

リスク情報のとらえ方

治療が与えるリスクにおいても、数字のとらえ方に医師と患者さんとの間で認識のギャップがあります。この「リスク・コミュニケーション」も課題になっています。

前出の中村医師は、医療情報を読み解く上で、特に「絶対リスク」と「相対リスク」の違いをつかむと治療選択に役立つと指摘します。相対リスクという概念を知るために次のような事例を見てみましょう。

①BRCA1や2遺伝子に変異がある人の場合、一生涯のうちに乳がんを発症する確

率が一般の人の10倍に高まります。

②ある乳がんの再発予防薬を飲むと、がんを発症していない健康な乳房が乳がんになるリスクを2分の1に抑えます。ただし、その薬を飲み続けると、一生涯のうちに子宮体がんになるリスクは通常の3倍に高まります。

①はシンプルなリスク情報であり、言葉通りに伝わることが多いといいます。ところが、②については予防手段を取った際のベネフィットとリスク情報の両方が混在しており、受け取った患者がどのようにリスクをとらえていいのか悩むケースが見られるそうです。乳がんが再発した場合、治療薬がよくなったとはいえ、命に関わるリスクも生まれます。一方、子宮体がんの場合は、1年に1回検診を受けて早期で見つければ手術で治すことが可能です。そうした前提を共有したとしても、「2分の1」「3倍」といった数字が頭に残り、うまく判断ができない場合もあるといいます。

「子宮体がんというのは、一般の人が一生涯のうちにかかるリスクは1000人に1人か2人程度。その3倍ならば、6人程度と考えられますね。一方、ステージ1の乳がんの人が、片方の乳房のがんを治療した場合、2割ぐらいの人が健康な側の乳房にも再発します。1000人のうち200人程の人が再発するというリスクを半分に減らせるというベネフィットと、もともと少ないリスクが3倍に高まるというリスクとでは、ベースとなる発症率がまず異なります。さらに前提として、乳がんの再発と子宮体がんの初発とでは、リスクの重みというのも違います。単純に『何倍』という数字を比べても、的確な判断を下すのは難しいでしょう」

中村医師は、患者に相対的なリスクの数字を伝える時は、次のように伝えるといいます。

●1000個並ぶリンゴの中に一つだけ毒リンゴがあって、そのリンゴを食べたら命に関わるかもしれません。

●一方で、別の1000個のリンゴの中には、一個だけ腐ったリンゴがあり、万が一食べた場合は下痢をするかもしれません。

同じ確率でも、発生するリスクの強度によって、患者がある予防手段、あるいは治療法を選択するか否か、優先順位が異なると中村医師は考えています。

「ご自身が一番納得できる判断をするために、リスクにも強度の違いがあるということを、ぜひ知っていただきたいです」

難しい治療選択――「決め手は生き方」

中村医師の指摘からもわかるように、治療方針の決定には、「リスクとベネフィット」の両方の判断材料があり、情報の正確な把握が欠かせません。

ＩＴ商社の株式会社オーシャンブリッジ創業者の高山知朗《たかやまのりあき》さん（51）の治療の選択は、リスクとベネフィットの天秤がリスク側にかなり振れた厳しい判断の連続でした。

高山さんは２０１１年、40歳で「悪性脳腫瘍」と診断されました。その後、42歳で「悪性リンパ腫」、45歳で「急性骨髄性白血病」、49歳で「大腸がん」を次々に発病。四つの異なるがんのうち、ステージ１で見つかった大腸がん以外は治療以前に示された5年生存率が低く、難しい治療選択を迫られました。それでも高山さんは、低い生存率という現実から逃げずに、むしろ「数字を手がかりに」治療の戦略を組み立てていきました。

「僕はいくつものがんを経験する中で、生存率が20％、30％台の可能性を指摘されたこともあるし、10％台の数字を突きつけられたこともありました。生存率は厳しい数字になっているけれども、それが自分の置かれた現実であり、そこから目を背けてはいけない、逃げてはいけない、と思いました。どれだけ厳しい数字だったとしても、生存率が0%でない限りは、実際に生き残った人がいる。『それならば、生き残る方に入るためにできることに集中しよう。そして必ず生き残ろう』と考えました」

そこで高山さんは、自分で病気や治療法を調べ、医学論文を読み、わからないことは医師に片っ端から質問をするようになりました。医師と相談しながら、生き残るための治療法を一緒に探っていったのです。

最初の悪性脳腫瘍を発症した際、高山さんは闘病する上で治療法の判断の軸とする価値観を定めたといいます。

高山さんの腫瘍は、悪性脳腫瘍の中でも代表的な「グリオーマ」（神経膠腫《しんけいこうしゅ》）でした。広い範囲に早くから腫瘍細胞が進展していくタイプのがんです。グリオーマの標準治療は、まず手術で可能な限り腫瘍を摘出し、病理診断の結果次第で次なる治療を決めるというもの。そのため、最初はできるだけ「取り残し」のない手術が求められます。高山さんは手術の治療成績を調べ、東京女子医科大学病院を治療先に選びました。同院では、手術室の中でＭＲＩが撮影できる「術中ＭＲＩ」を導入しており、腫瘍の位置を正確に把握しながら、脳との境目ぎりぎりまで腫瘍を摘出できます。腫瘍の取り残しがないかどうかを手術中に開頭したままで確認できるというメリットもあります。

同院で医師から告げられた5年生存率は、病理検査の結果のグレード（悪性度）が3だったら75%（治療を受けた当時の同院での成績）である一方で、グレード4ならば13%程度。ところが事前の検査による高山さんのがんのグレードは、画像で見る限り3か4で、どちらかわからないといわれていました。仮にグレード3だったなら、「治療成績の高いこの病院で治療を受ければ、生き延びられる」と高山さんは考えました。一方で、4ならば生き延びるためのハードルがぐっと上がってしまいます。

手術前、医師からは、腫瘍のかたまりの先にヒゲのように細く伸びている部分があり、その部分も手術で取ることはできるが、正常細胞に染み込むように伸びているため、術後の後遺症が懸念されると説明されました。一生半身不随の生活になる可能性があると事前にいわれたのです。前年に長女が生まれたばかりだった高山さんはこう考えていました。

〈自分は5年生存率とかに関係なく、とにかく娘が成人して一緒にお酒を飲めるようになるまで生きることに決めた〉

そこで医師に自分の人生観を真正面から伝え、その価値観をもとに治療を選択しました。

「グレード4だったら長く生きることは厳しいかもしれない。だけど、娘が20歳になるまで生きるというのが、人生の目標に切り替わったんです。生きるためには苦しい治療でも副作用でも後遺症でも僕は折れずに乗り越えますからと先生に宣言して、『とにかくあと19年、生きられるようにしてください』とお願いしました」

手術の結果、病理検査で「グレード3」と診断されました。腫瘍はほぼ取りきれ、摘出率は98％。高山さんは後遺症で両眼で見た時の視野の左下4分の1ほどを失いましたが、半身不随にまではならず、その後、放射線治療と抗がん剤治療を受けて退院しました。

「QOL（生活の質）を優先する人もいますし、それは一人ひとりの価値観だと思います。僕の場合は、QOLを犠牲にして半身不随になっても、娘の20歳の誕生日まで絶対に生きるという選択をしました。結果として視覚障害は残りましたが、先生が腫瘍をきれいに取り除いてくださったので、『これで僕は生きられる』と術後は安心できました」

高山さんが経験したように、がんの治療法を考える際、際どい選択を迫られることがあります。第2章で臓器横断的な治療薬の開発について語った国立がん研究センター中央病院の後藤悌医師は、リスク情報のとらえ方は人によって千差万別だと話します。

たとえば効果が100％でデメリットが0％の治療があれば、誰もが迷わずにそれを選ぶことができます。後藤医師が「医師が強く推奨する治療」として挙げたのが、たとえばALK遺伝子変異が見つかった肺がん患者の治療です。標準治療として対応する分子標的薬での治療が確立しており、それを飲めばほとんどの患者が日常生活を送れるといいます。
「けれども、効果が80％で副作用が70％の治療の場合と、効果が60％で副作用が50％という治療だったらどうでしょうか？　どちらの治療を選ぶかは患者さん次第ですよね。それぞれの人の生活の価値観が大事になってきます。ちょっとした副作用なら乗り越えて、少しでも効果が見込める治療を選びたいという人もいます。あるいは副作用がつらいと生活に差し障るから、効果が少し減ってもつらくない治療がいいという人もいます。リスクのとらえ方は人によって違うのです。私は、悩んで治療法をなかなか選べないという患者さんには『最終的には生き方次第です。どちらを選んだ場合にも私は応援しますから』とお伝えしています」

高山さんの経験から学んだのは、統計上の数字は治療法選択の手がかりになることもあるということです。そして難しい選択の決め手になるのは「自分の生き方」だという後藤医師の指摘どおり、高山さんは生き方を軸に治療法を決め、闘病に立ち向かったのでした。

セカンドオピニオンによって後悔のない選択を

治療法を決めていくプロセスとして、セカンドオピニオンの重要性も高まっています。医師への遠慮もあり、日本人はセカンドオピニオンを切り出しにくいと感じる人が多いという側面があるといわれてきましたが、最近は積極的に受ける人が増えてきました。

第2章で紹介した谷島雄一郎さんもその一人。セカンドオピニオンを受けて「よかった」と感じているといいます。

食道に腫瘍が見つかった当初、谷島さんの病名はすぐにはわかりませんでした。CT検査の結果を聞く際医師から伝えられたのは、良性のものもあれば悪性度の高いものもあるという幅広い腫瘍の可能性でした。その中に、聞きなれない病名が含まれていました。ジスト?

谷島さんは、病気をどうとらえていいかわからなかったといいます。

「よく聞くようながんの名前をいわれたらびっくりしたと思うんですけど、GISTなんて聞いたことがなかったですから、いいか悪いかもよくわからなかった。先生は『タチ悪いねん』とおっしゃっていましたけれど。後で調べてから、だんだんと『あれ、これってまずい病気なんじゃないの』ってわかってきたんです」

後日、精密検査を受けた後、GISTと診断されました。谷島さんがとっさに、

「がんじゃないんですよね?」

と尋ねると、医師は曖昧な説明をしました。

「そういうわけじゃないねん。まあ、悪性やねん」

谷島さんは医師の告知について、こう振り返ります。

「関西弁でソフトに聞こえますが、今となってはそういう言い方をするしかなかったのだと理解できます。GISTはがんなのですが、悪性度に幅があるんですよ。切って終了という人もいれば、長く治療を続けなければならない人もいます。そして、僕のように命に関わるリスクを抱える場合もある。先生もはっきりいいにくかったんだと思うんですね」

GISTは、主に胃や小腸など消化管の壁にできる「肉腫」の一つ。粘膜の下側の筋肉層から発生してくるため、ある程度の大きさになるまで発見しにくいという特徴があります。

谷島さんの腫瘍は、すでに8~9㎝大に達していたため、医師からはできるだけ早い手術を勧められました。けれども谷島さんは、食道を全摘するという方針にショックを受けました。術後の後遺症が大きいと知ったからです。

「セカンドオピニオンを受けようと思います」
そう申し出ると、医師は嫌な顔をせず紹介状を書き、「できるだけすみやかに」と2週間後に手術の仮予約を押さえるという対応をしてくれたそうです。谷島さんは、その2週間に「4カ所のセカンドオピニオンを猛ダッシュで詰め込んだ」といいます。

●医療事情に詳しい人につないでもらった消化器外科が有名な総合病院。
●ネットや本で探した食道手術に実績がある病院。
●GISTの専門医がいる病院。

4カ所目は、セカンドオピニオンで受診した病院で「GISTだったら、特に詳しいのはこの先生だから、相談してみるといいですよ」と紹介され即座に申し込みをした、GISTの専門医の中でも著名な医師がいる病院です。希少がんは医師の知識や経験に大きな差があるということも見えてきました。

谷島さんは、短期間にサクサクとセカンドオピニオンを受けていくうちに、病気への知識を急速に深めていきました。深刻さが徐々に理解できるようになったといいます。

「だんだん、『これは食道全摘を避けるとかいうレベルの話じゃないぞ』とわかってきました。セカンドオピニオンを受けるだけの時間的な余裕がない人もいるでしょうし、受けなきゃいけないものでもないけれど、僕の場合は何人もの医師に直接相談してみて、手術を受ける病院の選択にもつながりました。後悔のない選択ができたと思っています」

患者本人を支える家族としての役割

ここまでは、がんの発見から治療の選択まで、患者となった本人の闘病経験や治療選択のプロセスで大事なポイントに目を向けてきました。一方で、「第二の患者」ともいわれる家族もまた、本人のがんがわかると心が揺れ動くものです。

がんになった人の家族が病名を伝え聞いた当初はどう受けとめたのか、家族のどのような行動が患者本人の力になったのか、家族以外からの応援がどう励みになったのか——。

ここからは、家族の視点と行動にフォーカスしてみたいと思います。

最初にご登場いただくのは、フリーアナウンサーの笠井信輔《かさいしんすけ》さん（59）の家族、妻の茅《ち》原《はら》ますみさんです。「AERA」20年2月10日号に掲載された「がんと家族」特集の記事を再録します（153ページまで）。

茅原さんは、笠井さんとは学生時代のアナウンサー学校の同期で、テレビ東京で報道記者、アナウンサーなどを経て、取材当時は総務人事局でCSRなどに携わっていました。家族でありながら「仕事の同志」でもあり、いい距離感を保ちながら「できること」に集中して闘病に寄り添いました。茅原さんがインタビューに応じてくれたのは、笠井さんがまだがん闘病の真っ最中で、「1回目よりもハードだった2回目の抗がん剤治療」(茅原さん)を乗り越えた段階でした。

この特集では、笠井さんの闘病に向き合った「家族ならではの思い」と「家族としてできること」について伺いました(時系列はインタビュー当時のまま。記事の一部を改稿)。

――笠井さんといえば〝朝の顔〟。フジテレビの情報番組「とくダネ!」への出演は20年に及びました。笠井さんががんを告白し、入院したのは2019年12月です。フリーアナウンサーに転身した直後にがんが発覚しました。

夫はフリーになりたての頃から腰痛を抱えていたんです。病院で骨盤に「影らしきもの」が見つかり、それががんだとわかった時、夫は帰宅すると、「ごめんね。病気になっちゃった」といって、悲しい顔をしたんです。私は、「いやいや大丈夫。ちゃんと向き合わなきゃね」ってサラッといいました。そうしないと、彼が泣きそうな感じで。その時は会社を辞めたばかりで、彼の中で、家族に対して申し訳ない気持ちとか、新しい仕事が順調だから中断するのは悔しいとか、いろいろな感情が渦巻いていたんだと思いますね。

――笠井さんは12月19日にテレビの生放送で病気のことや公表に至った経緯を伝えると、その日から都内の病院に入院しました。自身のブログ*では、病気が悪性リンパ腫の一つ「びまん性大細胞型B細胞リンパ腫」であり、「予後の悪いタイプ」で、「通常より一段階強い抗がん剤治療を行う」ことも告白しています。

病気の公表は、彼の意思でした。「何より自分は、これまで有名な人の闘病も含めて報道する側にいて、いざ自分が病気になった時に、『そっとしておいてください』という態度を取るのはフェアじゃない」という考えだと。だから、私は「尊重するよ」と伝えました。

――入院までは、家族としてどんなことを心掛けたのでしょうか。

彼は「入院を終えて自宅で療養したら、いつ仕事に復帰できますか?」とお医者様にしつこいぐらい聞いていました。正直私は、「まずは命の方が大事でしょ」と思ってしまいました。お医者様は「2カ月療養して、それからですね」と目安はおっしゃって、彼もそこに向けて頑張っているところです。彼にとって復帰が切実な問題だというのは痛いぐらいわかりますが、数字に引っ張られるとプレッシャーにもなりかねません。私はただ励ますだけではなく、彼が空回りしないようにウォッチしてあげなきゃと思いました。

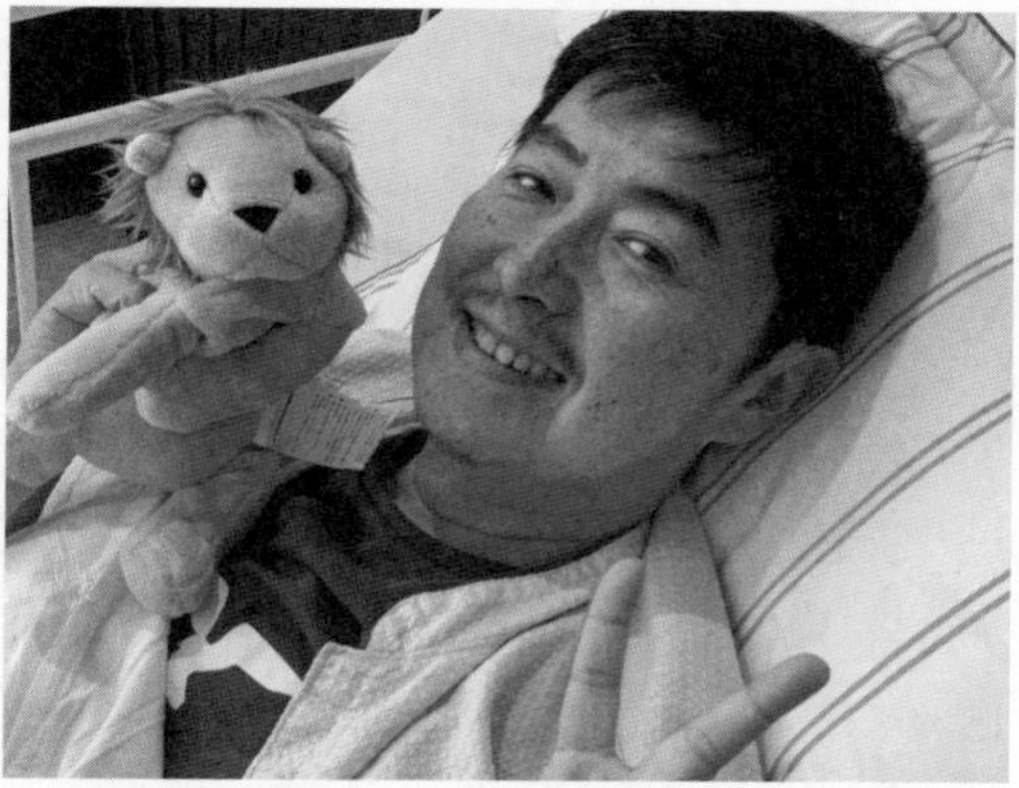

入院当時の笠井信輔さん（本人提供）

――悪性リンパ腫は病気の型の特定までに時間がかかります。茅原さんは、入院前の検査には付き添わなかったそうです。一方、仕事の整理にまつわる判断では、同じ業界で働く同志として助言もしたといいます。家族としての役割をどう考えていたのでしょう。

夫婦としての私の役割は、ともに悩むことではなく、要所要所の判断やマネジメントで、物理的にやれることをちゃんとやることだと思ったのです。子育ても含めて、そんなスタイルを通してきました。検査は彼が受けるわけだし、病院に付き添っても、私にできることはない。だったら、私の役割は普段通り働くことだよねと考えました。

ただ、彼はフリーになりたてで、入院までの仕事の整理が大変だったんです。「この仕事とあの仕事があるから、生番組で病気の経緯を話した後も、入院まで3日間ほしいかな」と直前に迷っていました。私はアナウンサー経験のある仕事の同志でもありますし、「そこはスパッと区切って入院してください」といいました。

＊自身のブログ：「笠井TIMES～人生プラマイゼロがちょうどいい～」https://ameblo.jp/shinsuke-kasai/

病室へ「元気を照射しに行く」

――茅原さんは、テレビ東京総務人事局の管理職として勤務する中、時間を見つけては笠井さんの病室に足を運んでいました。どんな心持ちで病室に向かっていましたか。

家族だからこそできることは何だろうと考えた時、私は「元気を照射しに行くこと」だと思ったんです。最初は、黒っぽい服装で病院に行っていたんですが、ハッと気づいたんです。夫が病室でずっと寝て過ごす日常を送っているなら、明るさのもとのようなものを届けられないかなと。それから洋服は、あえて花柄を着て行くようになりました。病室の前で明るくいくよと意を決して、それから扉を開けて、

「ハーイ、笠井さん、元気ですかーっ」

っていいながら入っていきます。働いている私は、病室に張り付くわけにはいかず、訪れた時は思いっきり元気の残像というか、「衝撃」を残してこようと思っているんです。

――笠井さんの闘病は、家族にどんな影響をもたらしたのでしょうか。

子どもが独立したり留学したりで、住居も生活もバラバラ。顔を合わせれば喧嘩もするし、泣いたり笑ったり、ごくごくフツーの家族です。それが、夫の病気をきっかけにちょっとした優しさが出るようになって、「チーム」になった。「大丈夫?」なんて、妻である私も含めて、元気な時には絶対にいわない言葉だから(笑)。今回の出来事は、家族が向き合う時間をくれたんだなと思っています。

――笠井さんのブログのフォロワーは開設してあっという間に15万人を超えました。当初、笠井さんは入院で失われる「引き算の縁」に後ろ髪を引かれていたそうですが、多数のコメントが寄せられ、「足し算の縁に支えられている」と綴っています。そんな笠井さんの姿を、茅原さんは家族としてどんな気持ちでご覧になっていたのでしょう。

夫はたくさんの人からエールをもらって、それをエネルギーに換えて病気と闘っています。この応援は私たち家族だけでは担えません。私たちが100回「頑張って」というより、100人から一回ずついってもらった方が、彼は「頑張らなくては！」と思えるはず。笠井が再び大好きな仕事に戻った時、彼と同様に私たち家族はもっと周囲を思いやれる人になっていると思います。なぜなら今、皆さまの応援エネルギーで笠井だけでなく私たち家族も頑張れていて、感謝の気持ちで満たされているからです。笠井もきっと頑張ってくれるはず。応援してくれる皆さまに、感謝の毎日です。

インタビューの時はまだ、笠井さんにはあと4クール（薬物療法の投与期間と休薬期間の一つのまとまり）にわたる抗がん剤治療が残っていました。今、笠井さんはフリーアナウンサーとして、大活躍の日々です。

笠井さんがブログに「足し算の縁」に支えられていると綴ったように、笠井さん・茅原さん夫婦の場合は、周りからの応援のエネルギーも力にしていきました。

子どもにがんをどう伝えるか

がん闘病から始まる家族関係というテーマで、多くの人が悩むのが「子どもにがんをどう伝えるか」。私もこれまでに、週刊誌で複数回特集記事を執筆してきました。

笠井さん・茅原さん夫婦の場合は、笠井さんががんになったことを三人の息子に順々に伝えていったそうです。

最初に伝えたのは当時26歳だった長男です。笠井さんが治療で髪の毛が抜けると伝えると、「じゃあ、俺も丸刈りにする」と、男同士の会話で切り返していたといいます。

一方、当時21歳の次男には、イギリスの高校に留学中だった三男が帰国したタイミングで、三男と同時に伝えたところ、次男は、「パンツないなら、俺が届けるよ」と、それからは一人で病室へ向かい、自分なりの方法で支えていました。

高校生だった三男は、簡単には受け入れられなかったようです。

「病名を聞いて、三男は固まっちゃった。やっといえたのが『僕とスキーに行けないってこと？』。夫はスキー上級者で教えるのもうまく、『この冬こそは一緒に行こう！』と約束していたんです。この時ばかりは夫も泣きました」（茅原さん）

そんな三男も、「おばあちゃんから習ったから」と、自分で焼いた卵焼きを持って病室に行ったといいます。笠井さんは「こんなことは初めて」と大喜びだったそうです。

このように、子どもの年齢によっても受けとめ方は千差万別です。では、思春期を迎える子どもに伝える場合はどうでしょうか？　子どものグローバル教育を支援する「キュリオジャパン」代表の今西由加《いまにしゆか》さん（49）の体験談を紹介します。

今西さんは2018年の秋、乳がんの告知を受けました。両胸の腫瘍は早期に発見できました。それでもいざ、息子に伝えるとなると、ためらいもあったそうです。当時小学6年生だった長男は、それまで身近に患者と触れ合う機会もありませんでした。ましてや当時は、中学受験の本番を控えたナーバスな時期だったのです。

夫婦で話し合ったのは、まず、「子どもにいつ伝えるか」でした。夫は、今は伝えなくてもいいのではという意見でしたが、今西さんは「長く付き合う病気。隠し通せないし、後でわかるなら、最初から伝えたい」と話しました。妻の希望を汲んで、手術日が確定して見通しが立った時点で伝えるという方針が固まりました。

次に「どう伝えるか」を検討しました。今西さんは子どもにはがんという言葉が重いと考え、今後続く入院、手術を乗り越える家族プロジェクトに仕立てることにしたのです。その名も「ＢＣＰ（Breast Cancer Project）」。今西さんがホワイトボードにこの横文字を書き、プレゼン形式で伝えることにしました。

告知から2週間後の週末、夕食後に「お母さん、乳がんって病気になったんだ」と今西さんが切り出しました。ボードで説明を始めた途端に、息子はこういいました。

「知ってる。お母さんがネットで検索していたキーワードが、全部乳がんだったから」

息子のｉＰａｄと今西さんのｉＰｈｏｎｅはデータを同期していたのです。「え、知っていて黙ってたの？」と、今西さんは動揺しました。

長男は小学生なりに、今西さんの行動や雰囲気を察して、いろいろ考えていたのだとその時にわかったそうです。長男は、当時をこう振り返ります。

「初めて検索履歴に『乳がん』という言葉を見つけた時は、万が一の備えかと思っていました。けれど検索が増えていって、ああ、乳がんなのかもなと。伝え方は少し奇抜だったけれど、母が本当のことをいってくれて、僕はよかったと思っています。治療すれば大丈夫なんだとわかって、安心できましたから」

今西さんは、「伝えてよかった」と感じています。

「受験がどんな結果になっても、自分の肥やしにしていく」

手術で入院中、ＬＩＮＥで息子がこう伝えてきた時、今西さんはこう返しました。

「人生、経験から何を学ぶかの方が重要。お母さんも、乳がんから何かを学びとろうと思ってる！」

前出の認定遺伝カウンセラーの田辺記子さんは、病気やリスク情報を家族、特に子どもなどに伝える際は、「患者さんの状況に合わせて情報を小出しにすること」を提案します。「私たちがカウンセリングの場で説明するのは、患者さん本人やご家族です。病気やリスクのことをお伝えする場合、正しいことを伝えたいあまり、説明が長くなりがちです。今は医療用語にアルファベットが多いですし、遺伝子やゲノムの情報はわかりにくいということもあり、洪水のように情報を浴びてしまうと、それだけでいっぱいいっぱいになる人もいます。ですからご家族に話す時も、情報をすべて開示しようとせず、相手の理解度を見ながら小出しにし、まずはポイントだけを伝えることをお勧めします」

がんの伝え方に教科書通りの「正解」はありません。様々な患者・家族のエピソードには、それぞれの家族の「最善」を見つけるヒントがいくつもあると感じます。

第5章
医療の進歩で浮上したお金の問題

毎月の治療費が自己負担額上限を超える

滋賀県に住む元会社員の清水佳佑《しみずけいすけ》さん（41）は2016年末、会社の健康診断で肺に影があると聞き、耳を疑いました。当時30代と若く、自覚症状もなかったのです。

年が明けて精密検査をしたところ、肺がんと診断されました。その2カ月後、呼吸困難に陥り緊急入院。がんが肥大化して心臓の外側の心膜に達する合併症「がん性心膜炎」になっていたのでした。すでに、肺がんのステージ4で、最も進行した段階です。

「僕はもう生きられないんじゃないかと思っていました。考えたのは、子どもたちや家族に残せるものは何かということ。それで、エンディングノートと遺書も書きました」

17年6月、肺の腫瘍を切除し、同年末からは抗がん剤治療を開始しました。

清水さんは、当時、近畿大学病院の医師主導治験で行っていたがん遺伝子パネル検査で「HER2」遺伝子に変異があることがわかりました。これまで5年間で使った抗がん剤は治験への参加も含めて3種類。医師からはその時点で最善と考えうる抗がん剤を提示され、途中まではよく効いていました。今使っている、薬物を効果的にがん組織に運ぶ分子標的薬も、効果が持続しています。

ただ、仕事を続けるのは困難でした。治療に専念するため、17年2月から会社を休み、休業補償が切れた18年10月に退職。抗がん剤治療を始めて10カ月ほど経った時期でした。

「治療の選択肢があるのは、生きる希望です。でも、30代半ばにして働けなくなりました。肺がんと診断された後に休職して治療に備えていたところ、心臓の合併症で四度緊急入院しました。年末に心臓が持ち直して抗がん剤治療を始めたら、吐き気をはじめとする副作用が強く仕事に復帰できなかったんです」

当初使っていた抗がん剤は1回20万円強。年間で約240万円に上りました。検査代などもかかってきます。自己負担額は約65万円でした。日本の医療制度には、所得や年齢に応じた自己負担額の上限額をひと月のうちに超えた時、超えた分の金額が払い戻される「高額療養費制度」があります。清水さんもこの制度を利用し、負担を軽減させてきました。上限額は年齢や所得によっていくつかの区分ごとに定められています。

現在は3種類目の抗がん剤を使っています。進行がんは治療にゴールがなく、清水さんは3週間に一度薬を投与するサイクルを繰り返す日々の中で、今は「薬と付き合う人生」だと話します。

「心臓の合併症で苦しんだ時は、息子たちが4歳と1歳だったので『僕が父親だった記憶が残らないかもしれない』と悲しみに暮れていました。だけど、診断から5年後の今も生きているのは、進歩を遂げている医療のおかげです。一方、治療費を払い続けながら二人の子どもをどう育てていくか。治療期間が延びるほど、がん以外の悩みも増えてきます」

わが国には、高額療養費制度があるので「医療費の心配はいらない」と考えている人もいます。実際、私たちはこの制度の恩恵を大いに受けていて、特にがん治療の場合は手術代がかさんだり、飛び抜けて高い薬剤を処方されたりする機会が増えているため、患者たちからは「制度に守られていると感じることは多い」と聞きます。

ただし近年の課題は、清水さんのように長期間治療が必要な場合に、毎月途切れない治療費の負担が「長期にわたる」こと。初発から1年目、2年目……と年を経るごとに、延々と続く負担が患者さんの懐にボディーブローのように効いてくるのです。

私は特にこの10年ほど、あらゆるがん種の患者さんたちから「治療費が上限に達するのは当たり前のようになっているため、毎月数万円を払い続けなければならず生活は厳しい」という悲鳴に似た声を数多く聞いてきました。

長期に及ぶ費用負担

東京都内在住の女性（53）は夫と共働きで、障害のある子どもを育てながら親の介護も担っています。2016年に乳がんと診断されてからは、自身もケアが必要な体になりました。リンパ節への転移が14カ所あり、抗がん剤、放射線治療、ホルモン療法の「フルセット」の治療を続けてきました。

最初の抗がん剤を受けていた時は薬剤費と受診料、検査費込みで3割負担でも7万円強。高額療養費制度の適用にはやや届かない額でした。数カ月後、抗がん剤を3種類組み合わせる治療に切り替わると、高額療養費の上限額を毎月超えるようになりました。抗がん剤自体が高額な上、遺伝子仕組み換え技術によって生産される副作用の予防薬も高額だったのです。

ところが、同病の患者から自分とは逆の順番で抗がん剤治療を受けたと聞き、後になって金額を計算してみたところ、逆の順番の方が支払いが安く済むとわかりました。高額療養費制度は直近12カ月間で3回以上「上限額」に達した場合、「多数回該当」といって、4回目から上限額が下がる仕組みがあるからです。

「薬を使う順番を逆にしていたら、高額療養費の上限額が下がる時期が前倒しになり、10万円近く減額できたはず。でも私は、がんになり『死んでしまうかも』という気持ちが先立ち、薬の金額のことまで頭が回りませんでした。どちらの順番で薬剤を使っても治療の効果が変わらないのであれば、先生には費用のことも気にかけていただきたかったです」

はじめの5年間で払った治療費は数百万円。生活が一気に厳しくなりました。現在は後発のホルモン治療薬を使い高額療養費の上限は超えなくなりましたが、主治医からは、乳がんの再発や転移を予防するホルモン治療を、あと5年は継続するよういわれています。

この女性はがん治療の副作用で仕事に制限がかかり、収入が大きく減りました。一方、がんの治療のほか、自由診療扱いの「リンパ浮腫《ふしゅ》」の治療も受けており、こちらは一度の受診で7000円以上かかります。

「最近は、カフェでちょっとお茶をするとか、少しのぜいたくも我慢しています」

乳がんは検査や治療薬の開発が目覚ましく進んでいる領域で、5年生存率が年々向上しています。一方で高額な治療費や長期的な経済的負担は以前から課題となっていました。

乳がん専門医の野口瑛美《のぐちえみ》・国立がん研究センター中央病院腫瘍内科非常勤医師（前先進医療・費用対効果評価室室長）は、こう指摘します。

「昨今、抗がん剤や分子標的薬が高額になり、費用負担が長期に及びます。医師は薬の効果や副作用のほか、治療費の情報も患者さんに伝えなければ後々トラブルになりかねません。中には治療費が払いきれず、途中で治療が続けられなくなる方もいます」

医薬品費高額化の波に耐えられるか

医療の進歩で患者の予後が飛躍的に延びるのは喜ばしいことです。しかしながら、第1章で示したように、別次元の苦しさとして浮上してきたのが、生活を逼迫させるお金の問題です。昭和大学病院の中村医師はいいます。

「医療自体が昔とは全然違ってきている。車にたとえるなら、途上国に行けば30万円ぐらいで買える小さな自家用車もある。一方で、お金持ちしか乗れないような1台何千万円もする自動運転モードがあるような車がある。すでにがん医療はそんな世界なんです。医師も医療のことを伝える時、患者さん自身が、経済力や生き方の価値観も加味しながら判断ができるような情報を提供しないといけないと思います」

中村医師によれば、診療スタッフが患者の状況を報告し合う毎朝の症例検討会で、治療費のことも話題によく上るのだといいます。

「生活背景はみな異なりますが、医療サイドとしては目の前の患者さんを助けようとしているのに、医療のお金のことで苦しめてしまうのはどうなのかと。『この患者さんにとって、一番の幸せは何なのか』というところから、私たち医療者は毎朝議論しています。高齢化社会に移行する中、一人暮らしや老老介護の方などは、家に帰すこともなかなかできない。かといって、医療が必要な人を預かってくれるところもない。入院を続けていても支払いが厳しくなる。生活費が逼迫する中で、高い薬を投与し続けていいのかどうか……。そんなケースも増えてきているんです」

一方で、国際会議の場でも、「医療の値段」がホットな議題として話題に上ります。各国で、巨費を投じるがん研究が進められているのです。

22年6月にアジアや欧米、豪州から乳がん領域のトップ研究者らが集結した、乳がん情報ネットワーク（JCCNB）主催の国際会議では、重い経済負担を表す「経済毒性（Financial Toxicity）」という用語が何回も登場しました。研究資源が限られる中、高額な医療をふんだんに使うことはできず、かなり制限された環境下で研究を進めている現状を訴える日本の研究者に対して、他国の研究者からは、こんな質問が飛んでいました。

「私は、高額な医療を使った研究を行う際、経済性も含めて効率を考え、しっかりと成果を評価していく組織が大切だと考えます。日本では、検査を行うすべての病院にこうした組織を置いているのでしょうか？　これは、『経済毒性』と闘うことにつなげていくという視点からも大事だと考えています」

「経済毒性」とは、高額な治療費や医薬品費が患者にもたらす負担の大きさを示す評価指標で、アメリカで開発された測定ツールを用いて解析を行い、患者の生活にどのぐらい深刻な経済的影響を与えているのかをスコアづけします。近年では「あまりにも高額な負担」という社会情勢を表現する一般用語としても使われつつあります。

実は、この会議の座長を務めていたのは中村医師でした。こうした世界の情勢について、インタビューの際には、こんな実感を述べていました。

「医薬品の高額化は、日本だけの問題ではない。今、世界中が、ない袖は振れない状況に近づいているのではないかと思うんですよ。検査料も薬剤費も、おしなべて高くなっていますから。私たちも、費用の金銭感覚がだんだん麻痺《まひ》してきそうなほどです。日本では、高額療養費制度があるから、患者さんは守られるといっていた時期がありますよね。でも、今来ている津波のような高額化の波に耐えられるかどうか。その答えは、僕たち医師も持ち合わせていないのが現状です」

日本ならではの「経済毒性」

日本における「経済毒性」の現状を知るため、日本乳癌学会が、乳がん経験者に調査を行いました。日本乳癌学会班研究（2019-2021）「日本における乳癌治療による経済的負担への意識に関する研究」のアンケート調査によると、回答者の65・7%はがんの治療費の負担で生活上マイナスの影響を受けていることがわかりました。

同研究班の研究責任者であり、がん研有明病院副院長・乳腺センター長の大野真司《おおのしんじ》医師は、この調査結果について、次のように解説します。

「国民皆保険制度という公費で医療費の多くをカバーする制度があっても、がん治療費の負担は患者さんの暮らしに影響を与えています。しかも、世帯収入が少ないほど重い負担感があるという傾向が見られました。それが決定的な治癒にはつながらない薬の費用であれば、なおさら患者サイドも、もちろん医師サイドも悩みは深いわけです。治療選択に関わる経済的要因というのが、今後大きなファクターになっていくと私は感じています」

（初出「Yahoo!ニュース特集」2021年10月25日公開記事。大幅改稿。240〜243ページも）

CSRプロジェクトの桜井なおみさんも、この調査に関わりました。この調査で見えてきたのは、日本人ならではの「経済毒性」だといいます。

「アメリカのような民間保険主体の国だと、『経済毒性』といえば、保険に加入できない低所得層の人が治療を断念することに直結するような状態を指します。でも、私たちが関わったこの調査では、日本特有の『経済毒性』が見えてきました。日本では国民皆保険制度で守られている分、〝弱毒〟の状態が長期にわたって続いていく。もちろん、世帯の貯蓄が低いとか、非正規雇用とか、収入が厳しい人にとっては、負担感はより大きいという結果が出ています。乳がん経験者である私の視点で見ると、負担が何年も続くことが大変なんですよ。最近は、再発予防の治療が増えてきて、タイプによっては初期治療後から10年間ずっと薬を投与し続ける人もいるんです」

桜井さんが標準世帯をモデルに毎月上限額を超えた場合の乳がん患者の薬剤費、治療費、通院費を合わせたコストを割り出したところ、年間100万円近くはかかる計算になったといいます。

「それが5年続いたら500万円。主婦で、再発していて完治が難しいという状況で生活している人は、治療費を払い続けることに後ろめたさを感じることがあると相談の中で聞きました。自分の治療費を子どもの教育費に取っておきたいと、複雑な気持ちを吐露する人もいます。やはり日本においても、『経済毒性』は深刻な問題なんです」

ここまでは、闘病者の家計に関わる「個人のお金の問題」を取り上げてきました。

一方で、高額な薬剤は「国の財政」にどこまで影響を与えているのでしょうか。

高額新薬はどこまで医療費を押し上げているか

ピンク色のカーテンで仕切られた個別の空間に据えられた、60床のリクライニングチェアとベッド。神奈川県相模原市にある北里大学病院集学的がん診療センターには、最前線の治療を求めて多くの肺がん患者が集まってきます。

2週間に1回ここに通う50代の男性は、非小細胞肺がんで免疫チェックポイント阻害薬オプジーボを使った治療を続けてきました。男性はベッドに横たわり、オプジーボ240㎎が入った点滴静脈注射で30分かけて体に入れていきます。男性はこのような治療を年間20回以上受けています。

オプジーボは第1章で示したように、効果の持続性という点で医療界の注目を集めています。ただ、社会では高額な薬価も注目されてきました。当初の薬価は100㎎で約73万円。その後、大幅に引き下げられ、21年8月には当初の5分の1程度、100㎎換算で約15万5000円になりました。それでも男性の場合、月平均74万4000円かかり、年間約890万円。いまだに高額ではあります。

ここ10年は、3000万円、1億円など高い薬価自体が度々話題になってきました。19年認可の白血病の治療薬「キムリア」は、投与が1回で済むものの約3349万円、20年の脊髄性筋萎縮症に対する遺伝子治療薬「ゾルゲンスマ」も同じく投与は1回ですが、約1億6708万円。両剤ともに大変高額です。

ただし、医療費を押し上げる要因を考えるならば、単剤の価格だけを見るのではなく、「価格（単価）×使用量」という総額に目を向ける必要があります。ゾルゲンスマについては、ピーク時の予測投与患者数は年間25人と少ないため、予測される販売金額は年間42億円。医療費増加への影響は、他のメジャーな高額新薬よりも大きくはないと見られています。

本書でも何度か触れましたが、私たちが医療を受ける上で大きなセーフティーネットになっているのが「国民皆保険制度」です。国民医療費の割合は、保険料が49・4％、公費が38・1％で、残る12・5％が患者などの負担となっています。薬剤も国で認可されれば医療保険が適用され、患者負担は1〜3割で済みます。また、章の冒頭で解説したように、高額療養費制度もあり、患者が途方もなく高い医療費を支払わなくても済む仕組みも組み込まれています。

高額な薬剤が、私たちの医療費や公費で多くが賄《まかな》われている皆保険制度を脅かさないか、社会保障費を増大させないか、しばしば社会的な課題として取り上げられてきました。

実際のところ、これらの薬剤費はどこまで国の医療費を押し上げているのでしょうか。

「ショック療法」になった医師の発言

オプジーボの薬剤費が議論の的になった発端は、ある医師のセンセーショナルな「発言」からでした。オプジーボの適応拡大を受けて、高額薬剤が増えれば公費や保険料の負担も増えるのではないかとの懸念をストレートに表明したのです。オプジーボは14年7月に皮膚がんの一種であるメラノーマ（悪性黒色腫。対象患者数は年約470人）の治療薬として承認されています。しかし、15年12月に非小細胞肺がんに適応が拡大され、対象患者数は年約1万5000人と、一気に増えました。

16年3月、日本赤十字社医療センターの國頭英夫《くにとうひでお》医師は「コストを語らずにきた代償」と題した医学界新聞（医学書院）のインタビュー記事で自説を展開。体重60kgの肺がん患者がオプジーボを使うと1年間で約3500万円の費用がかかると推計し、「日本の財政破綻が確定的となり、〝第二のギリシャ〟になる」と論じました。この発言を受け、全国紙に「たった一剤で国が滅ぶ」（毎日新聞）、「一剤が国を滅ぼす」（産経新聞）といった見出しが躍りました。

ところが、まもなく医療産業政策を専門とする研究者らが國頭医師の推計は誇張を含んでいると指摘。医療経済学・医療政策研究者の二木立《にきりゅう》・日本福祉大学名誉教授は、國頭医師の主張には二つの誤りがあったといいます。

「一つは薬価が高いまま変わらないという前提で、将来予測値を割り出していたこと。実際の薬価は医療政策に合わせて変化し、価格が下がるなど適正化していくものです。もう一つの誤りは、その時点で薬剤の適応対象になっていたがん患者さん全員がオプジーボを使うと仮定したこと。高額な薬剤は、むやみに処方できないよう、使用が適切であると判断される患者の条件や病院などを記したガイドラインが出されています。全員に使えるわけではないのです」

ただし、國頭医師の発言が「ショック療法」となったことに関しては、二木教授は評価しています。オプジーボを含めた高額薬剤の費用抑制策の議論が急速に進んだからです。

16年の通常国会で高い薬価が指摘され、中央社会保険医療協議会（中医協）において緊急措置として翌年からオプジーボの価格がおよそ半額に下げられることになりました。その後、従来は2年に1回だった薬価改定を毎年行う仕組みもつくられたのです。さらに、市場規模が拡大したものや効能追加が承認されたものは薬価を年4回見直すことになりました。そのため、オプジーボのような高額薬剤で「国が滅ぶ」ことにはならないと二木教授はいいます。

「今ある仕組みを使って『適正な値付け』と『適正な薬の使用』を進めていけば、薬剤が高額化しても、国民皆保険制度は守っていけます」

「適正な値付け」と「適正な薬の使用」はどのように運用、維持されればいいのでしょうか。次にこの二つを、具体的に見ていきます。

適正な薬の値付けとは?

そもそも、新しい薬剤は安全性や有効性を厚生労働省所管の機関で審査されます。さらにそこで承認されたものが、厚生労働大臣の諮問機関である中医協の薬価算定組織によって価格が審議され、薬価専門部会で薬価が決められていきます。類似薬のない新しい医薬品の薬価には製薬会社の開発コストなどが反映されて申請されますが、申請がすべて通るわけではなく、中医協での議論が重要になってくるのです。

国民医療費は、2010年度の37兆4202億円から10年間で約16・5%増え、19年度は43兆6000億円(概算医療費)となりました。医療経済研究機構の試算によると、19

図5-1　国内医療用医薬品市場の推移

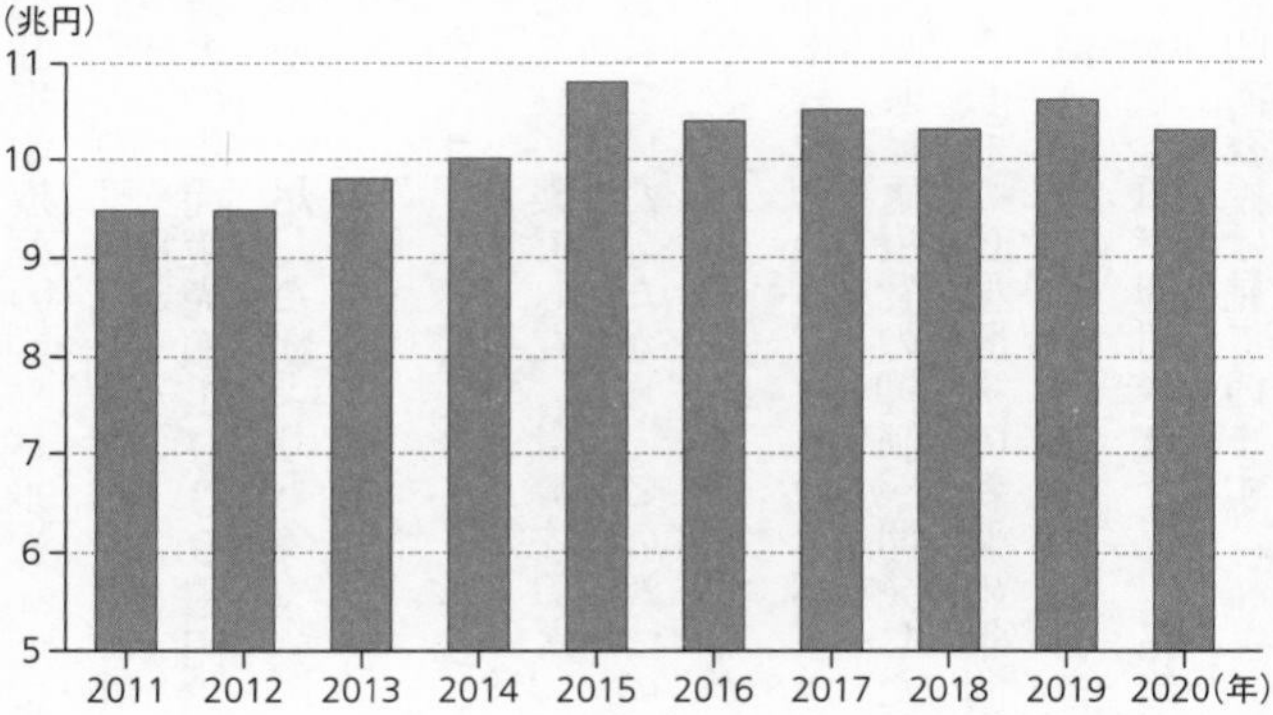

出典：IQVIA（医薬品市場統計）に基づき作成

年度の医療用医薬品費の総額は約10兆6300億円で、国民医療費のうち24・3%を占めます。国内の医薬品費全体では、漸増といえる状況です（図5－1）。

では、二木教授のいう〝適正な値付け〟の〝適正〟とは何を指すのでしょうか。中医協の委員を務めていた印南一路《いんなみいちろ》・慶應義塾大学総合政策学部教授に話を聞きました。

薬価を判断する指標としては、その薬が適用される患者数と予想される市場規模、薬の効き目（有効性評価）などがポイントになるといいます。たとえば、値段がある程度高くても、抜群の効き目があり、高い確率で患者が治癒している場合は、値段に見合うとみなすことができるということ。その一例が、15年に発売された

C型肝炎治療薬の「ソバルディ」（当初1錠当たり6万円超）と「ハーボニー」（同8万円超）です。この二つの年間販売額の合計は15年度に4000億円強に上りました。オプジーボの最大の年間販売額1039億円（16年度）と競合の後発品キイトルーダの1358億円（19年度）を足した額よりも多く、医療費増大への影響は大きかったと印南教授は証言します。

「しかし、ソバルディとハーボニーは服用するとC型肝炎がほぼ完治するという、ものすごく良い薬でした。計算すると、従来の薬剤を使い続けた場合より、ずっと医療費が抑制されていた。だから、この二つの超高額薬剤については専門家の間では議論されていましたが、国民的議論には発展しなかったのだろうと思うんです」

印南教授のいう、ブロックバスターの代表格といえる両剤の「その後」は、国の懐《ふところ》目線で見れば医療費の抑制、開発した製薬企業から見れば売り上げの大幅減、という形で推移しました。C型肝炎の新薬の年間販売額は、2年間で4分の1に減少し、その後も緩やかに減り続け、21年8月の価格引き下げでさらに5分の1に減りました。これは、価格引き下げで総額が抑制された上、完治した人が増えたことで患者数が減ったことのあらわれだと印南教授は見ています。

それに対して、オプジーボとキイトルーダは、価格引き下げを何度も経ても、販売額は伸びている状況です。適応する疾患が増え、使用する患者が増え続けているためです。この二つの免疫チェックポイント阻害薬の販売額の合計は、19年度以降は年間2000億円超が続いています。印南教授は今後の見通しについて、こう語ります。

「両剤とも最近さらに薬価が引き下げられていますが、医療経済研究機構の評価は『そこそこ』。両剤ともに、効き目がある患者の割合は2～3割ほどにとどまるためです。つまり、費用対効果がそれほど高くない。今後は科学的に見て効果があるのか、患者や社会にとってどれくらい価値があるのかという指標でも見直しが行われていくでしょう」

国として問われる費用対効果

実は費用対効果で評価する試みは国も始めています。

厚労省は19年度から医療用医薬品について費用対効果評価を取り入れる制度を導入しました。対象となった品目について、今までの薬（既存薬）と比較してどれだけ費用が増えて、どれだけ効果が改善したかのデータを企業に提出させます。提出されたデータを大学などからなる公的分析班が再検討した上で中医協の費用対効果評価専門組織が議論を行い、費用対効果が悪ければ最終的に中医協が価格を引き下げるという仕組みです。

この効果改善を測るのに使われるのが、「QALY（クオリー、質調整生存年）」という指標です。寝たきり、半日体を起こしていられる、普通に過ごせるなど、健康状態を点数化し、その点数で「生存年数」に重みをつけていく方法です。単に「何年生きたか」だけでなく、どの程度の健康状態で過ごせたかも加味して、薬の効き目を横断的に見極めていきます。

しかし、薬剤経済を専門とする五十嵐《いがらし》中《あたる》・横浜市立大学准教授は、費用対効果の観点が重視されてきているのは自然なことではあるものの、発展途上にあるため課題も多いといいます。たとえば、終末期の患者や難病の患者は、延命できてももともとの健康状態が悪いため、費用対効果の数値は悪くなりがちだという課題があります。

「すべての薬を同じ基準で判断してしまうと、終末期や難病の薬の多くが『費用対効果が悪い』とされ、保険で使えなくなる可能性があります。そもそも薬の価格や、保険に収載するかどうかを、QALYや費用対効果の数字だけで決めている国は、世界中どこにもありません。よく話題になるイギリスでも、余命の短い終末期の患者への薬やレアな病気の薬に対しては、費用対効果が悪くても特別な配慮をするルールがあります。費用対効果は大事な要素ですが、薬の価値の一部を示しているに過ぎないのです」

薬を処方する医師側の葛藤

高額薬剤の「適正な値付け」に関しては、印南教授が解説したように、一つひとつの薬において、想定される患者数、予想される市場規模、薬の効き目などを指標として中医協で審議されています。さらに五十嵐准教授によれば、国は費用対効果を指標として用い始めましたが、その使用は限定的なものだとのことでした。

ただ、前出の二木教授がもう一つ触れていたのは、「適正な薬の使用」、すなわち病院や患者の適用を限定するガイドライン。これに基づいた医療を実施するのは、現場の医師たちです。彼らは患者の「適正な薬の使用」についてどのように考えているのでしょうか。

北里大学病院の佐々木医師は、医療現場では薬剤が高価かどうかはあまり意識していないといいます。

「以前より治療成績のいい薬はどんどん出てきています。医師としては、成績がより良い薬を使います。なぜなら、いい薬があるのに使わず、それで症状がよくならなかったら、極端な話、患者さんや家族に訴えられる可能性もある。だから、診療の現場では、患者さんが拒否する場合を除いて、高価だから使わないという判断はほとんどしません」

現状では、オプジーボなどの免疫チェックポイント阻害薬は、がん種ごとに設けられたガイドラインのもと、適用できる患者が絞り込まれています。誰にでも簡単に処方できるようにはなっていません。ただ、診療の現場が薬剤費抑制の努力をするには限界があると佐々木医師は指摘します。

「たとえばオプジーボは、今は非小細胞肺がんや胃がんなど11の適応（2022年4月1日現在）で承認されており、格段に広がっています。さらに、その他の抗がん剤との併用療法もできるようになりました。ガイドラインで推奨される『薬の組み合わせ』の範囲も広がっているのです。結果的に、使える患者さんの数も薬を使う機会も増えている。したがって、一人当たりに使う薬剤の総額は高くなっていると思います」

前出の後藤悌医師は、医師が置かれている立場を示し、複雑な心境をこう語ります。

「肺がんの治療領域ですと、今は一人の患者さんが1年間で受ける医療に1000万円ほどかかるケースがたくさんあります。でも、社会保険で使ってよいとされた薬が、1年間にそれだけ費用がかかる価値が十分にあるかどうかは、薬を使えるようにする機関では判断していないんですよ。安全性や有効性を審査して薬を使えるようにする機関と、薬価を算定する機関とが別々ですよね。そうすると、『この薬を市場で使っていいよ』と判断する基準とはまったく違うルールで薬の値段は決まっていきますし。ガイドラインの制約はあるものの、僕らはそれがどれだけの費用がかかる薬なのかは関係なく使えるようになるわけです。現場の医師は、『国のお金がもったいないから使わない』といった判断は行わない。医師が制限することが目の前の患者さんの医療へのアクセスを閉ざすことになるわけですから。もちろん、医師たちも国の全体の医療費のバランスを考えれば、『今の状況は何かおかしい』と、みんな頭の片隅で感じ始めてはいるんでしょうけれど」

後藤医師の指摘は、費用対効果の評価を、どの段階で適用するかという議論にも通じます。先述した「費用対効果評価」が導入されているのは、日本においては、保険導入後に薬価を調整する段階です。「費用対効果評価の結果は保険償還の可否の判断に用いるのではなく、いったん保険収載した上で価格調整に用いること」として、制度が運用されています。印南教授は、「（医薬品の承認の可否を決める）薬事・食品衛生審議会で薬の経済性も判断すべきであるという意見はありますが、少数です」と指摘します。

薬のやめ時の研究

腫瘍内科医の神田慎太郎《かんだしんたろう》・信州大学医学部附属病院信州がんセンター准教授によれば、オプジーボなどの高額な薬を使用する際、判断が難しいと感じることが二つあるとのこと。一つは、奏効割合が20％ほどであるなど、効果に個人差がある薬剤をどう効率的に使っていくかという問題。もう一つは、そうした薬にあまり効果が見られなかった時の薬のやめ時です。

神田医師が以前勤めていた病院で、こんな事例があったといいます。進行した非小細胞肺がんを患う60代の男性は、ある抗がん剤が効かなくなり、オプジーボを使い始めたところ、画像上がんが著しく縮小し、1年以上は効いていました。ところが、肺のがんが大きくなり、オプジーボの効果が薄れたため、神田医師は他の抗がん剤に切り替えるよう勧めました。けれども男性はオプジーボの治療の続行を希望しました。他の抗がん剤の効果がわからない上、オプジーボをやめてしまうよりは続けた方がよいのではないかと考えたためです。しかしながら、その後も腫瘍は増大し、新たに脳にも転移しました。

「がんが再び大きくなり、私たちの期待していた効果がなくなってきているとわかった時、従来の治療の継続は勧められないと医師が判断しても、特に副作用もない患者さんの場合、それまでと同じ薬の継続を強く希望される人は少なからずいます。こうなると、医師としてもどこまで続けるべきか非常に迷います」

前出の後藤医師をはじめ国立がん研究センター中央病院を中心とした研究班では、薬の適正な継続期間を探る臨床試験を進めており、神田医師もこの研究に加わっています。オプジーボなどの阻害薬を使う非小細胞肺がんの治療で、一定期間、薬が続けて効いている患者がいったん休薬しても、休みなく治療を継続していた患者と同じだけ効果が続くかどうかを探っているとのこと。そこには、薬剤費を減らせるかどうかを探る狙いもあるそうです。

「治療効果に持続性があると考えられている薬なので、十分効いている患者さんにとっては、副作用のリスクを取ってまで薬を使い続けなくてもよくなる。さらに、この研究で安全に休薬できることがわかれば、患者さんを支える社会的な負担も減らすことができるのです」（神田医師）

現場の医師たちは薬剤の適正な使用への模索を続けている一方で、医師が薬剤費抑制の努力は難しいと考えている――。そんな事情も見えてきました。薬のやめ時、あるいはどんな患者に最も薬が効きやすいかを検証し、個別化医療の精度が増していけば適正化もさらに進む。前出の二木教授は、そんな前向きな未来を提示しつつ、こうも指摘します。

「今後また高い薬が出てきても、薬価は効果に見合った価格に『調整』されていくでしょう。ただ、その『調整』がうまく機能しているかどうかには、常に目を向けていくべきです」

（166ページから「Ｙａｈｏｏ！ニュース特集」21年9月6日公開記事を改稿）

そうなると、目を向ける先は、公的医療制度のある日本においては、国ということになります。そして、国が適正な医療政策を行っているかどうかを見るのは、私たち市民です。では、日本以外の国では、どんな形で薬価を「調整」しているのでしょうか。

究極のトロッコ問題

世界でも、日本のように公的医療制度のある国では、医薬品の保険収載と薬価の決定に関しては、一般的には政府が決定を行っています。なぜなら、保険収載と薬価の決定は、患者の新薬へのアクセスにも関わってくる事柄であり、医療財政にも関係するからです。また一方で、医薬品を開発する企業の国際競争力に大きく影響することもあり、文字通りの医療「政策」になるわけです。

日本同様に国民皆保険制度があるイギリスの場合はどうでしょうか？

イギリスでは、国立医療技術評価機構（ＮＩＣＥ）が新薬の経済評価を行い、一定以上高額な治療や医薬品に関しては、国が費用対効果による評価を使って保険収載するか否かを判断し、医療費を下げる努力をしています。ただし、患者が受けられるはずの医療に国が蓋をする給付制限につながり、費用対効果が悪いと見られる医薬品が「非推奨」とされてしまいます。保険適用から外されれば、国民にはそれらへのアクセスを断たれるという不利益が生じます。実際、がん治療が公的保険の適用外になり訴訟に発展する例が続出しました。人命を金銭で測るような仕組みに根強い抵抗があるのは、どの国でも共通します。イギリスの場合は、そうした患者団体の声を受けて、別途、患者のアクセスの改善策を導入しています。イギリスでは、患者がアクセスを制限されることへの反対意見については、倫理的な配慮をすべく、保健省が患者を交え開かれた議論を行っているといいます。

ほとんどの病院が国有化され、税による財源を支えに国が医療サービスを直接提供しているイギリスは、日本とは医療制度も薬価の仕組みも異なるため、単純に比較はできませんが、他国の政策を参照すると、「公平さ」の軸をどこに置くかによって、医療政策のありようが大きく変化することがわかります。

前出の印南教授は、公平さの軸の置き方について、こんな懸念を話していました。

「何を公平とするかは、難しい問題です。公的保険給付を基本とする日本で一部の医療が極端に高額になった場合に、不公平感が生まれる可能性はあります。個々が支払う保険料の額は収入に応じて異なりますから、『自分はこんなに負担しているのに、その上に目が飛び出るぐらい高額な薬の費用まで負担しなければならないのか』というように。そうなると、極めて高額な薬剤は保険収載せず、金持ちだけが民間保険を払って受けられるようにすればいいではないかという意見が出てきかねません」

17年11月、主に医療保険制度体系や診療報酬改定、高齢者医療制度等を審議している厚労省の「医療保険部会」で、こんな意見が上がっていました。

〈高額だけれども非常に有効性の高い薬について、貧富の差によって使える、使えないなどということになったら公的保険の意味がないわけで、そういうものは保険を適用していくという理念を貫くべきだ。ただ、財政がもたなくなるので、その分、症状の軽い人に使う薬などについては保険適用から外すなど少し厳しくすることでバランスをとっていかないといけないのではないか〉

実は高額薬剤の保険適用の「裏側の話」として、既存の医薬品の保険給付範囲見直しの動きはあります。

「保険収載しておく意味が乏しい医薬品」の議論が展開されており、これらについては、保険給付範囲からの除外（〝市販薬〟である一般用医薬品へのOTC化、OTC類似薬の保険除外、保険外費用療養費の適用）、給付率の変更、薬剤定額自己負担の導入などが財務省から主張されています。こうした議論の文脈もふまえ、財務省からは、「費用対効果に基づいて医薬品使用の優先順位を定める仕組みを設けることを検討すべきだ」という意見が出ています。そもそも、現在の薬剤の給付範囲というのは「必要にして適切なものを現物給付する」という考え方に基づいて決められており、この原則が確立されたのは戦後です。それ以前に給付に含められたものは、エビデンスも十分でないもの（たとえば、柔道整復師のマッサージで数千億円など）が数多くあり、戦後であっても、医学的必要性やエビデンスの乏しいもの（たとえば湿布薬や保湿剤など）も数多く存在します。けれども、内閣府の規制改革推進会議が国民のセルフメディケーションを推進するために拡大を目指しているOTC化（処方が多く副作用等の少ない医療用医薬品を一般用医薬品として販売できるようにする動き）については、「医療団体の反対で遅々として進んでいない」（印南教授）現状があります。

最適な医療資源配分のあり方の議論には、様々なステークホルダーが関わっています。

「医学」をベースにした医師たちは目の前の患者の生命を救う観点から、「医療政策」の専門家は目の前にはいないけれど大多数の患者、ないしは、広く市民（国民）のことを念頭に置いて議論をします。また、主要な議論が行われる経済財政諮問会議では、医療団体に気を配るため医療費適正化に消極的な厚労省と、財務省との間で、意見対立はしばしば見られます。医師サイドに近い厚労省は主として医療安全や医療の質の確保の観点から、財務省は財政再建の観点から意見を述べます。意見が割れれば「多くの場合は政治で決着される」（印南教授）といいます。

高額薬剤の課題については患者サイドからも心配する声が上がっています。前出の谷島雄一郎さんは、「そもそも科学的・社会的な合理性と患者・家族の納得というのは、必ずしもイコールにはならない」という前提を示し、こんな本音を話しました。

「目の前に、効いた場合よく効くが、効く可能性は非常に低く高額という薬があったら、患者の心情として、使いたいと思うはずです。あるいは僕には子どもがいますが、たとえば子どもが死にそうで、1カ月でも笑顔で過ごせる時間を延ばせる薬があるんだったら、社会経済的に不合理だとしても、きっと、いくらでもリソースを注ぎ込みたいと思うんじゃないかな。こうした医療と経済合理性の話の時に、ある人を助けるために他の人を犠牲にすることは許されるか、という『トロッコ問題』を例にするとわかりやすいと思います。線路上を走っていて制御不能になったトロッコをそのまま暴走させて5人を見殺しにするのか、それとも分岐器のレバーを引いてトロッコの進路を変えることによって、別の線路にいた作業員を犠牲にするのか。社会全体で議論されると、多数を助け、1人を犠牲にする選択に傾きがちです。でも、そうすると轢《ひ》かれる1人の側、つまり少数派側に自分や、知り合いがいたらどうするの？　という視点も、どこかで持っていた方がいいと思うんですよ」

実は社会保険方式の国民皆保険を維持している日本においても、アメリカ的な格差社会を思わせるような状況は、少しずつ生まれてきています。

「今、着実に医療が進歩していて、『粘ればそのうち新しい治療が出てくる』という言葉が気休めでなく現実になりつつあるのは大変喜ばしいことです。ただ一方で、精密医療が進んでいけば、お金が払えるかどうかによって選択肢が限られる未来になるかもしれません。患者の悩みは複雑化しているように思います。たとえばがん遺伝子パネル検査を受けて効果が期待できる薬が見つかっても保険適用や治験で提供される薬でなかった場合、そこで諦めるのも難しいでしょう。エビデンスのないインチキ医療は論外ですが、海外から

の輸入や他の手段で、全額自己負担でも何とかするしかないと考える患者さんは、少なくないと思います」（谷島さん）

医薬品費をめぐるオープンな議論を育てていく

東京大学医科学研究所の武藤香織教授は、今後は患者も参画する形で開かれた議論の場を成熟させていく必要があるのではないかと指摘します。

「日本の場合、痩せ細る財源と人口という課題が前提としてあり、次世代に持続可能な社会をどう残していくかと考えた時に、ジレンマの大きい課題を決めるプロセスとしては、やはり患者やサバイバーが関われる意思決定の場を増やすことが必要じゃないかと思います。日本はまだ国をあげてＰＰＩ（研究への患者・市民参画）を進めますよという体制にはなっていない。それでも、厚労省健康局のがん・疾病対策課の文書には研究や治験に対するＰＰＩを推進するという言葉は書かれています。でも、研究開発費が高騰して、ますます高額になる新しい医薬品や医療機器に対して、どこまで保険収載するか、いくらに設定するかといった議論におけるＰＰＩの推進は検討されていません。もっと一般の人にも、ＰＰＩ的な考え方は知っておいてほしいと思っています」

次世代に持続可能な医療システムを残すという観点から、医療経済が崩壊するのは困る。でも患者としては、目の前で医療アクセスが閉ざされるのも困る――。そのせめぎ合いがあることを、社会全体が共有することが大事になると前出の谷島さんは考えています。

「もちろん、医療は命のことだから、誰もが救われる社会が理想だし、『命にかえられるものはない』という普遍的な価値観は、社会みんなの共通認識になっているわけですよね。僕は、『当事者意識を持って』社会全体で議論していくことが大事だと思う。患者の納得を置き去りにせず、患者にとっての最良と社会にとっての最良を可能な限り近いものにしていくことが真に合理的ということではないでしょうか。そしてもう一つは、単純にがんの遺伝子医療はお金がかかりすぎるという話だけをするのではなく、一つひとつはそう高くはないけれども使われる頻度が高い薬の中に、特に必要ないと考えられる無駄な医療費問題もあるはずで、そうしたところにもメスを入れ、トータルで医療経済を考えることも大切だと思います。それらを最適化すれば救える命にお金が回せるようになるのではないかと。議論を狭いところに押し込めないことが大事になると思うのです」

国民皆保険制度を安定的に維持していくために高額医薬品対策をどうするか、医療政策をどう方向づけるかは、国のグランドデザインにかかわる、まさに政治的な課題です。国は引き続き、「適正な値付け」と「適正な薬の使用」への努力を続け、医療財政の効率化を図りつつ、新薬開発も促すという、難しい舵とりを迫られています。また、薬価制度はかなり複雑であり、専門的な知識のない患者や市民レベルでは理解が追いつかない分野ではあります。それでも、自分たちの命を左右しかねない重大な領域です。私たち市民の側は、少し広い視野で医療を見渡し、「自分たちが求める医療制度のあり方」をパブリックコメントやあらゆる議論の場を通じて表明することも大切なのではないか――。私は、医薬品費の配分についてオープンな議論を育てていく必要があると感じています。

第6章「ワークライフ＋ケア」の舵をとる

がんになった社員が職場の環境を変えた

第5章に登場した患者さんたちの共通項は、働く世代だということです。国は12年度からの第2期がん対策推進基本計画の重点課題に「働く世代へのがん対策の充実」を加え、治療と仕事の両立支援を図ってきました。

高額な治療費を捻出しながらがんを生き抜く人たちの大きな悩みは「仕事と治療」のバランスです。この章では、いわゆる「ワークライフバランス」に加えて「ケア（治療や休暇）」も考慮しながら暮らすがん患者たちの悩みや支援策にスポットを当てます。

ヘリコプターを中心とした航空事業を行う朝日航洋株式会社の渡部《わたなべ》俊《しゅん》さん（40）は、2012年に大腸がんが見つかってから、10年が経過しました。肝臓や肺への転移・再発を繰り返し、30歳から40歳にかけて、まさに働き盛りの10年間に、仕事を続けながら7回の手術を重ねてきました。

12年5月　大腸がん手術＋抗がん剤
13年12月　肝臓がん手術

14年6月　肝臓がん手術
18年6月　肝臓がん手術
19年7月　肺がん手術
20年3月　肺がん手術
20年10月　肝臓がん手術

渡部さんは「10打数7安打」と自らのがん闘病の過酷さを、ユーモアを交え戦績を誇るかのように話します。そしてこの間に昇進もし、3人の子どもにも恵まれています。

私が最初に渡部さんを取材したのは3年前。東京都江東区のヘリポートに本社を構える朝日航洋で、ヘリコプターの点検業務を行うエンジニアに気さくに声をかけていました。渡部さんは、以前は営業として顧客と技術部門とをつなぎ、「365日走り回っていた」といいます。

がんの症状がはっきりあらわれた日、渡部さんは、仕事中に「意識が飛びそうな腹痛」に見舞われ、病院に駆け込みました。後で振り返れば、「どんなに治療しても治らない慢性的な腰痛」が1年ほど続いていました。

最初に駆け込んだ病院で腸閉塞を指摘され精密検査を行うと、画像には大腸に大きな腫瘍が映っていました。あまりに大きな腫瘍だったため当初からがんが疑われて、大学病院へ転院。手術を受け、医師から伝えられた診断結果は、ステージ3bの大腸がんでした。

大学病院で診断結果が伝えられた時、医師から抗がん剤治療の選択肢を三つ提示されました。手術などで有給休暇が残り少なくなっていた渡部さんは、日帰りの点滴と経口の抗がん剤を飲む方式を選びました。1クール3週間で半年間続ける必要がありましたが、各クール1週間ずつ休薬期間があり、その時期は出社できると考えたからです。

ところが、治療開始の直前に出社し、支社長と人事部長、担当役員が同席した面談で、人事部長から思わぬことを知らされました。

「在宅勤務も可能だし、失効した年休の積み立て有給休暇制度もあります」

そんな制度があると事前に知っていれば、入院治療も選択できたのに――。

渡部さんは発病当初から、当時の営業部の上司に診断結果や今後の見通しを「フルオープンで」伝えていました。にもかかわらず、自身も上司も、社内の制度をよく知らなかったのです。実際に抗がん剤治療を始めてみると、休薬の期間にも副作用が強く出ました。中途半端に出社しても、とても仕事ができる状況ではありませんでした。

「せっかく制度があっても、知らなければ使えません。まず、失効年休の積み立て有給休暇制度を明文化するなど、就業規則をわかりやすくしなければならないと思いました」

内閣府の「がん対策・たばこ対策に関する世論調査」（19年）で、「がんの治療や検査のために2週間に一度程度病院に通う必要がある場合、働き続けられる環境だと思う」と回答した人は、37・1％でした。職場環境の構築は、多くの企業にとって課題です。

渡部さんは自身の苦い経験から、社内制度の明文化や発信に取り組み始めました。一連の社内改革プロジェクトは、上層部から降ってきたプロジェクトではありません。渡部さんが周囲を巻き込んで、ゼロから形にしたのです。

まずは、「がん患者の治療と就労の両立に関する所感と提言」と題する提言書をしたため、社内の制度改革とイントラネットに載せる情報を精査する必要性を人事部に訴えました。上司には事後報告だったといいます。自身には明確な問題意識がありました。

〈せっかく、がんに罹患した人向けの情報が書いてあっても、がんを体験していない人が知らないままにつくった制度では、誰も見ない。自分のように困る人を出したくない！〉

渡部さんの当時の上司、航空事業本部営業統括部長の横田英己さん（58）は、笑顔で話します。

「旧来の制度に、風穴を開けられる人間が開けてくれたなら、全社員がハッピー。だから、『好きにやりなよ』と僕はいったんですよ。もし人事部長がいろいろいってきたら、僕も一緒に困難を取り払って、活動が活発になるように火をつけてあげるから、という気持ちでいました。彼との定期的な面談で、悩みを持ちながら治療と仕事の両立を続けてきたことを知っていましたから」

18年から、自身を含む社内のがん罹患者2人と、人事部1人、企画担当1人を集めて、「私傷病と治療の両立委員会」という分科会を結成し、「私傷病の治療と仕事の両立支援ハンドブック」の作成に着手しました。

「旗振り役を自らに課し、明日やろうを『今日やろう』にしているんです」（渡部さん）

就業規則をわかりやすくし、失効年休の積み立て有給休暇制度を明文化した後、渡部さんは、社内で「がん教育」をスタートさせました。罹患した社員から最初に病状を聞く部門長が、的確な情報提供と配慮ができる組織にするには、「上司の役割の明確化」が必須だと考えたからです。社内の各部門長をはじめ、全国各拠点の社員にがんをはじめとする傷病の治療と仕事を両立する際に必要な知識や配慮の仕方を伝えてきました。さらに、がんに罹患した社員への支援策として、分科会メンバーが「両立支援コーディネーター」として、社員の相談に対応できるような仕組みをメンバーとともにつくっていきました。

（初出「ＡＥＲＡ」20年2月10日号。大幅改稿）

培ってきた「信頼貯金」を使うタイミング

渡部さんらが立ち上げた企業内活動は、社外にも広く知られるようになりました。渡部さんは今、国や医療機関で行われる様々ながん対策の議論の場で意見を求められるようになりました。また、朝日航洋は、厚労省が推進し３５００社が参加している「がん対策推進企業アクション」のコアメンバー40社の1社であり、がん対策に積極的に取り組んでいる企業として表彰も受けています。渡部さんは、この企業コンソーシアムで委員を務めています。

そんな渡部さんも、抗がん剤治療中、思うように仕事ができずに内勤部署に異動になり、「腐ってしまった」時期があったといいます。

「3週間に1回の抗がん剤治療で、投与して2週間はほとんど動けませんでした。休薬期間にも副作用が残ってしまい、全然仕事が手につかなかったんです。出社できない日もありました。自分の不甲斐なさとかいろいろな感情が入り交じって、気持ちのアップダウンが激しかったですね」

抗がん剤治療を始めてからも、渡部さんは最前線の営業の部署に残っていました。けれども3カ月後、会社から異動の指示がありました。

「異動と聞いても、抗がん剤の副作用で心がダウンしていて『ああ、わかりました』という返答しかできませんでした。戦力外通告を受けたという気持ちは拭えませんでした。心が弱った時は、『治療に専念して、ゆっくりしなよ』という言葉がつらい時があるんです。心の中では、『邪魔だから来なくていいよ』に変換されてしまう。異動先で自分に特段仕事もなく、結局会社に出向いても、席に座っているだけの日々が続きました」

しかし、時を経て、渡部さんの心に変化が生まれ始めました。

〈今の部署で仕事が与えられていないということは、自分がやるべき仕事も自由に決められるということ。だったら、この環境を逆手に取ろう〉

〈思い起こせば、今まで営業にいた時、営業統括の部署の人に『こう対処してほしかった』という要望がいっぱいあったよな〉

渡部さんは、「自分にもやれることがある」という気づきを得ました。そこで、がんに罹患した人をはじめ、様々な困りごとを持つ社員たちの意見を吸い上げ、会社のマネジメントに活かす方法を考えていく企画をスタートさせたのです。

「勝手に始めてみたら、たくさんの人がほめてくれたんですよ。『今まで手が回っていなかったところを、細かいところも調整しながら進めてくれて、助かる』というような感じで。営業とは違う部署でも、こうやって評価を獲得できるんだなと喜びを感じたんですね。そのうち人事の人たちと協働するようになり『マネジメントする側』に近い立場でものを考え、形にしていく仕事の面白さに目覚めました。そこでやっと、異動した部署で自分の居場所を見つけた気がしました」

渡部さんのように、復帰時に自分が「戦力外」と見られているような気分に苛まれる人は少なくありません。人に仕事を肩代わりしてもらうことに、申し訳なさを感じる人もいます。

カルビー株式会社の武田雅子常務執行役員・人事総務本部長もまた、かつて乳がんを患い、治療に入った時、職場の人に自身の仕事を肩代わりしてもらった経験があります。がん経験者であり、同時に人事部門を統括する立場から、武田さんはこのように助言します。

「前に勤めていた職場での話ですが、私の場合もがん治療に入り、担当するはずだった面接官の業務を上司が受け持ってくれたことがあるんです。電話で主治医から告知を受け、すぐに受診しなければならなかったので、その時は上司のおかげで急場をしのぐことができました。そうした時に、申し訳なさが先に立つ気持ちはよくわかります。一方で、前職からずっと人事畑で仕事をしてきて、がんになった社員の相談もたくさん受けてきました。私は人事の立場として、治療で仕事を代わってもらうのを躊躇する人には、『あなたは今、これまでの仕事で培ってきた信頼貯金を使うタイミングなんですよ』というようにしています。育休に入る社員に対応する時と一緒ですよね」

治療と仕事の両立支援、そのポイントとは？

朝日航洋のように、がんに罹患した従業員が治療や体調に応じた働き方ができるよう、相談しやすい職場環境を構築し、休暇制度や支援体制を整備しようという企業が増えています。

近年大きな話題になったのは、伊藤忠商事株式会社の取り組みです。同社では、2017年度から働き方改革の一環として「がんと仕事の両立支援施策」を推進。岡藤正広社長（現・代表取締役会長CEO）自らがイントラネットで、「がんに負けるな」というメッセージを発信し、ある種「網羅的な」がん対策を制度や仕組みとして整えたことが話題になりました。亡くなった社員が、生前、当時の岡藤社長に病床から送った一通のメールがきっかけとなっています。

「網羅的な」がん対策の中身で目を引いたのは、国立がん研究センターとの提携により構築した、「がんの予防・治療プロセスにおける支援体制」です。がんに特化した、通常よりも精緻な特別検診を40歳から5年ごとに全員が受診するというもので、検診のデータは国立がん研究センターの研究に反映させるという協定を結んでいます。またがんと診断されると、すぐに治療を受けることができる体制を組んでいます。さらには、会社が全額負担するがん先進医療費補償、柔軟な勤務制度・休暇制度の整備、社員への啓蒙、がん治療と仕事の両立を支援するために各部署がスクラムを組む体制……と枚挙にいとまがありません。

私がバックアップ体制として手厚いと感じたのは、社内の支援体制です。社員一人ひとりの事情に合わせた個別対応ができる体制を敷いています。社員がキャリア計画を相談できる「キャリアカウンセリング室」、がん治療と仕事を両立させるための「両立支援コーディネーター」、社員の所属部署の所属長、健康管理室の四者がチームを組み、社員のための「両立支援プラン」を策定しています。四者連携の下で、社員をサポートしていくというものです。

とはいえ、伊藤忠商事のように社長の鶴の一声がない限り、大きな組織で新規に制度を土台からつくり上げるには時間を要します。また、中小企業では、大企業並みのがんと就労の両立支援策の構築は難しいという声もあります。

最近は、既に社内にある両立支援制度の「運用」や「環境づくり」も重視されるようになりました。両立する制度や仕組みはあっても、実際に活用されるためには、所属部門や人事部門、産業医らがいる健康管理部門など、多部門間での連携が求められます。本人が相談できる場の構築や、相談しやすい風土の醸成といった環境整備も必要です。

前出のＧＩＳＴの闘病を続ける谷島雄一郎さんは、現場での「柔軟な運用」に助けられているといいます。大阪ガスと現在所属する大阪ガスネットワークで働く中で、入院や通院、自宅療養に伴う休暇は、フレックス制度や有給休暇など既存の仕組みを活用することで切り抜けてきました。上司をはじめ周囲には病気の状態をオープンに伝え、治療や体調の状態を把握している上司の裁量のもとで、体がつらい時には気兼ねなくフレックス勤務や有休休暇を使えるなど、柔軟に働ける風土がつくられていきました。

休む場合、スケジュールはオンラインで共有されます。上司や同僚が気軽にＳＮＳやＳ

MS（ショートメッセージ）を使って業務報告だけでなく、生活のことや何気ない日常の困りごとを尋ねてくれたり、現在の職場の出来事を知らせてくれたりと、コミュニケーションのハードルを下げてもらえたことが、谷島さんにとっては助かりました。さらに、抗がん剤など治療によっては免疫力が低下し、感染症のリスクが高まることから、その時期は人混みによるリスクを避けるため、人数の少ないサテライトオフィスでの勤務も勧めてもらいました。

「職場の人には、がん闘病中で治療と仕事を両立する従業員へ今あるルールをうまく使えるよう知らせてもらい、それらを気兼ねなく、かつ柔軟に活用できるようマネジメントしてもらえたら、当事者にとって大変ありがたいです。それが従業員の心身の安定とエンゲージメント（愛着心）を生み出し、パフォーマンスの最大化にもつながると思います」（谷島さん）

自らも乳がんサバイバーでがん経験者の就労相談に乗る社会保険労務士の近藤明美《こんどうあけみ》さんは、がんも病状も個人によってまったく違うという前提から、がんの治療と仕事の両立支援のポイントとして、「不確実性にどのように対応していけるか」という視点が欠かせないといいます。

「原則は決めるが、例外も認めるなどルールに幅を持たせた、柔軟な対応が大切です」

ダイバーシティ経営の一環としての就労支援

一方で、育児・介護支援と同様にがん患者の就労支援にも注力する企業があります。その一つが、外資系製薬企業のサノフィ株式会社です。

「経営戦略でもあるダイバーシティ促進の一つととらえ、がんと就労の問題にも取り組んでいます」（同社人事・労務部）

がんの場合、育児支援などと違うのは、個別性の高さです。定期的な通院や体調不良にも配慮するため、同社では「失効年休の積み立て有給休暇制度」や在宅勤務制度などを適用しながら、柔軟に対応しています。

従来は治療を理由に、積み立ててある有休を7日分以上まとめて充てることが認められていました。ところが、肺がんを患っていた男性社員が、

「積み立てた休暇は抗がん剤投与の当日前後だけに充てるのではなく、3週間に1回ずつの定期的な治療の度に、少しずつ使いたい」

と希望したため、会社がそれを認めました。抗がん剤投与の翌日以降、免疫力が低下す

る時期は、男性には特別に在宅勤務も認めました。男性は投与翌日は在宅で業務をこなしていました。

この社員のように、個々の状況に応じた多様な働き方に対するニーズが高まったこともあり、サノフィでは、本来は育児と介護に限定していた在宅勤務制度の利用要件を撤廃しました。現在は、社員の誰もが制度を利用でき、抗がん剤治療期間中などに在宅勤務することも可能になったといいます。

奇しくも新型コロナウイルス感染症の流行を契機に、在宅勤務を取り入れる会社が増え、がん患者に限らずあらゆる従業員が、以前より在宅勤務がしやすくなりました。当事者がなるべく中断を減らして仕事を継続するためにも、いい変化だといえるでしょう。

（202ページから初出「AERA」2016年10月17日号。一部改稿。210～213ページも）

企業50社で支援策を学び合う

最近は、治療と仕事のバランスに悩む「がんサバイバー」（ここでは診断時も含めて、広い概念でのがん体験者。以下、「サバイバー」と表記）の両立支援策の一環として、企業内に「ピアサポート」の場を設ける企業も増えてきました。ピアサポートとは、同じ体験をしたり、同様の課題を抱えたりする仲間（ピア）が相互に助け合うことです。仲間と出会い、自分の体験や考えなどを語り合うことで、孤立感や疎外感から解放されたり、自己の課題整理につながったりするなどのメリットがあります。推進企業では、サバイバー両立支援策の「運用」や「環境づくり」としてピアサポート活動を採り入れ始めています。

前出の乳がんサバイバーで、働き盛りのがん患者支援などを行う「CSRプロジェクト」代表理事の桜井なおみさんは、企業にピアサポート活動を導入する効果をこう語ります。

「ピアサポートは、社内で声をかけ合ってコミュニケーションを活性化させることで実践できますよね。がんと就労の両立支援を行う上で、環境づくりに役立ちます。同じ会社の仲間だからこそ、働く環境など前提の説明なく深い話ができたり、〝体験者〟から配慮してもらった経験などを聞きながら悩みを共有できたりします。身近な職場に仲間がいるという心理的安全性の効果は大きいです」

2年前から、CSRプロジェクトの企画で、「WorkCAN's（ワーキャンズ）」という、企業の枠組みを超えたピアサポーターの人材養成企画が始まっています。桜井さんは次のように解説します。

「企業が横につながり、部活動のようにわいわい意見を出し合いながら学び合う研修で

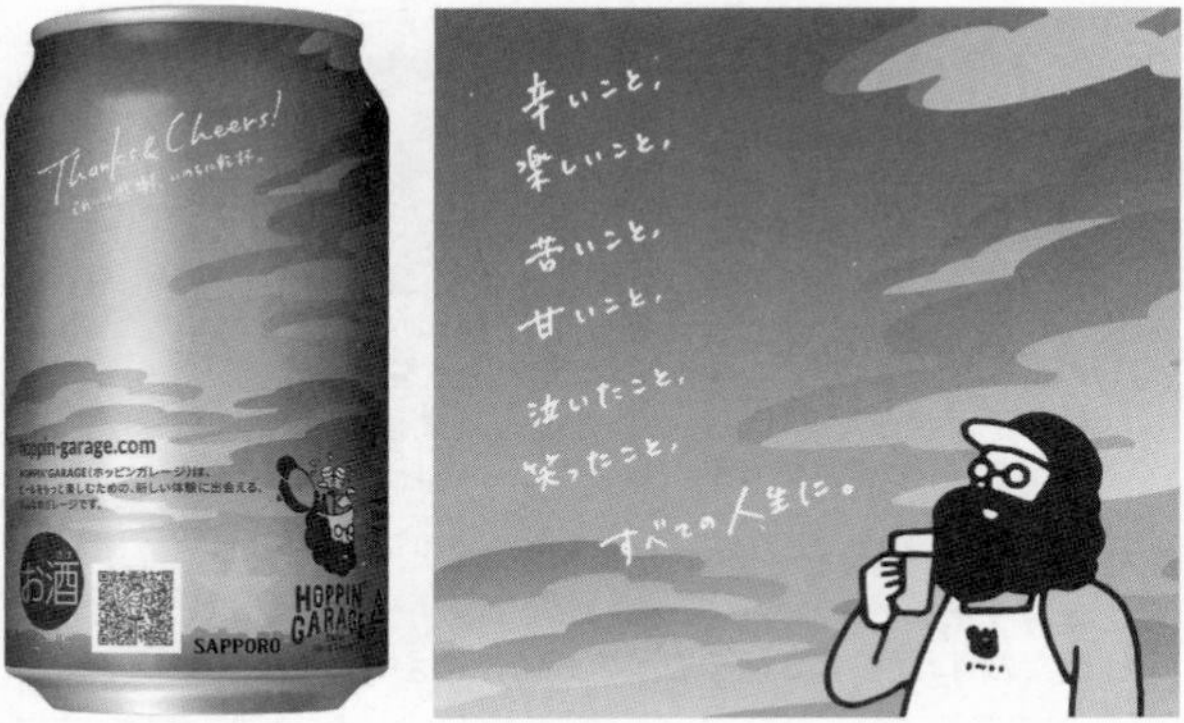

企業の枠組みを超えた「WorkCAN's（ワーキャンズ）」の活動から生まれたビール。パッケージの絵柄や文字には、活動に参加するサバイバーらの思いが込められている。https://www.hoppin-garage.com

す。各企業のがんサバイバーや、相談対応を実践している人も参加しています。企業間で交流するメリットは、サバイバーを支えるという共通項を軸に、ピアサポートのスキル向上ができたり、実際にコミュニティ活動を実践している各社のサバイバーからいいコミュニケーションのコツが聞けたりする点です。逆に同じ会社ではないからこそ、気軽に話し合える部分もあるかもしれません」

２０２２年６月にオンラインで開催されたワーキャンズの合同研修会には、50社約１００人の参加がありました。社内でサポート活動を実践している人、人事部門でダイバーシティを推進している人など、業界も異なる各社から多彩なメンバーが参加していました。

ⓒこだけね（守秘義務）
私たちは、ここで聞いたメンバーの個人的な話は口外しません。

ⓡすにんぐ（話を聞かせて）
私たちは、メンバーの話は評価判断せずに、しっかり傾聴します。

ⓖんはそれぞれ（特定の治療や先生を薦めない）
自分がよかったは他人にいいとは限りません。
私たちは、個別性を大事にします。

ⓙあまたね（またお話ししましょう）
オンラインでオフラインで。
私たちは、話すことのチカラを大切に考えています。

カルビーの社内でがん経験者とサポーターでつくるピアサポート組織「CalCAN's」資料より。参加する人の「安心・安全」を約束した上で語らう場をつくる。頭文字を下から読むと同社のお菓子「じゃがりこ」になる。

この日は、参加者を相談者（患者役）とピアサポーター役とに割り当て、相談の場を想定したロールプレイを実施しました。

「こんにちは。私、○○と申します。今日はどうされたんですか」

「えーと、半年ぐらい前に健康診断があって、そこで検査したところ、病気が見つかりまして……」

「はい、ぜひゆっくりお話ししましょう」

というふうに、異なる企業の初顔合わせの参加者同士が、熱演を繰り広げる場面もありました。

WorkCAN'sの活動を皮切りに、各社の参加者がアイデアを出し合い、コラボ商品も生まれています（前ページのビール製品）。また、カルビーでは21年に社内のピアサポートコミュニティ「CalCAN's（カルキャンズ）」が発足しました。カルビーの武田雅子さんは、CSRプロジェクトの理事も務めており、「サバイバーが自社内で経験をシェアするだけでなく、他社のピアサポーターとの交流も深めて『越境する』活動も広げていきたい」

と今後の展望を語りました。

サバイバー両立支援策の「環境づくり」は、企業の枠組みを超えて発展しています。

拡充されてきた国の両立支援

一方で、サバイバー側も職場の配慮を引き出すために試行錯誤を重ねています。前出の社労士の近藤さんは、サバイバーが働き方を模索する上で欠かせないのが、「職場とのコミュニケーション力」だと指摘します。

「自分は何ができないのか、何ならできるのかを明確に伝えていくことも必要です」

メーカーの開発部門で働く40代の女性は、乳がんに加えてその治療薬の副作用で併発した子宮体がんにより、二度目の休職に入った折、会社との懸け橋になったのが手書きの「治療レポート」でした。レポート用紙にびっしりと書き込んだのは、その時その時の体の様子や治療の経過、今後の治療計画などです。チャートでわかりやすくまとめたページも用意しました。主治医の診断書の提出時や年末調整などのタイミングで定期的に会社に送付し、上司や産業医らに読んでもらうようにしていました。

男性ばかりの職場であり、乳房や子宮の話を公にするのは抵抗があったといいます。それでも、女性特有の病気の症状を理解してもらう必要がありました。

「休職中は、『私を忘れないで』のメッセージも兼ねて書いていましたが、ややこしい女性ホルモンのことなどを客観的に記録するうち、自分の頭の整理にも役立ちました」

と女性は振り返ります。

治療を続ける本人にとって、「どう休むか」も大きな悩みです。治療で長期的に仕事を休まなければならない場合、特別な休暇制度として「私傷病休暇制度」を利用できる場合があります。これは会社独自の制度で、会社ごとに取り決めがあります。休職中の賃金の有無や何日間まで休めるかは、会社により規定が違います。

また、療養中に十分な給与が受けられない期間は、健康保険に加入している従業員であれば「傷病手当金」の支給が受けられます。これは、公的医療保険（健康保険）の制度の一つです。2022年1月、この「傷病手当金」の制度が改正されました。従来は、同一の病気や怪我《けが》に関する傷病手当金の支給期間が決められており、一度受給してしまうと、1年6カ月経ったところで支給が打ち切られていました。それが、「通算して」1年6カ月に達する日までは支給されるよう制度が改められたのです。この制度改正は、働くサバイバーにとって「かなりの朗報」だと社労士の近藤さんはいいます。よくなった点として、次の二つを挙げます。

①再発時に傷病手当金を受給できるケースが増える

たとえば、最初の治療で数カ月間傷病手当金を受給した人が、1年6カ月が経過した後に再発した場合、これまでは傷病手当金を受給できないことがありました。しかし支給期間が通算されるようになり、このようなケースでも残りの期間受給できるようになりました。

②体調に合わせて、その時々に「働くか、受給して休むか」が選択できる

これまで患者たちは、一度受給してしまうと1年6カ月で打ち切りになってしまうことから、働かずに傷病手当金を受給し続けた方が有利なのではないかと考えるケースが多くありました。今回の制度改正で、働けない時期には傷病手当金を受給し、働ける時は給与を受け取るなど柔軟に制度活用ができるようになりました。

がん患者本人と職場に横たわる意識のギャップ

今や国民病ともいわれるがん。患者の3人に1人が20~60代の「就労世代」で、仕事を持ちながら通院している人は、全国で44万8000人に上ります（厚労省2019年国民生活基礎調査を基にした同省による特別集計）。

治療を受けながら働く人が増えている背景について、国立がん研究センターがんサバイバーシップ支援部の初代部長を務め、現在はNPO法人「日本がんサバイバーシップネットワーク」を設立して活動を続けている高橋都《たかはしみやこ》さんは、がんは必ずしも命にかかわる病気ではなく、「長く付き合う慢性病」に変化していると話します。

実際、5年生存率は全がんの平均で約6割に達しています。甲状腺がん、精巣がん、乳がんのように8~9割を超えるがんもあります。それでも、「働きにくさ」は依然として残っているようです。厚労省は16年に、がん患者らの退職を防ぎ、治療しながら働き続けられるようにするためのガイドラインを公表していますが、国立がん研究センターが全国約7000人を対象に行った「がん患者の治療や療養の実態について」の調査（18年患者体験調査）では、がんの診断を受けた時に仕事をしていた人のうち、約2割が退職や廃業を余儀なくされた実態も浮き彫りになっています。

「職場では、今もがんと聞くと『戦力外』のように見てしまう場合があります。治療する本人と職場の間には大きな意識のギャップがあるのです」（高橋さん）

乳がんの治療をしながら都内で働く40代の女性は、16年に抗がん剤治療を始めました。以前手術したのと同じ側の乳房にがんが再発する「局所再発」の治療のためです。最初のがんで手術を受けた後、正社員のまま短時間勤務を選択して職場に復帰。以来、会社からの指示で毎月、会社が契約している産業医の面談を受けていました。

体調は安定し、仕事のペースを戻していく中で、8時間のフルタイムに近い働き方に戻っていました。それでも毎月の面談は受けていましたが、ある日、普段は常駐するスタッフが出払っていたことがありました。面談用の部屋で向き合った産業医は、今後の働き方について選択を迫ってきました。フルタイムに戻って正社員を続けるか、有期社員に切り替えるか、異動か、退職か、その中からどれかを選ぶようにというのです。女性が、「今と同じように、正社員としてフルタイム勤務を続けます。普通に働けそうですし」

と答えると、その産業医は、通院しているすべての病院から就労可能だという診断書をもらい、残業可能時間も明記してもらうようにという条件を付けました。女性は手術を受けた病院のほか、複数の病院で治療を受けていて、そのすべてから診断書をもらうのは時間と労力がかかりすぎると伝えたところ、

「健康上の安心が得られないという理由で、会社に行けないようにしますよ」

との答えが返ってきて、女性は驚いてしまったといいます。さらに面談を続けると、

「フルタイム勤務に戻して再発したら、こちらには責任がないと一筆書けますか」

「残業可能時間の記載された診断書をもらうまでは、1時間でも残業して勤怠が荒れる（短時間勤務を守れない）ようなことがあれば、退職も視野に入れて考えます」

などといわれ、女性は心理的に追い詰められた気分になりました。

働きながら何とか体調をコントロールし、増えていく残務処理に追われていた時期だったので、こうした産業医とのやりとりに疲弊してしまいました。

そんな治療とは違うつらさを味わっていた矢先に再発が判明しました。以降、女性は抗がん剤治療を再開して休職に入りました。独身で一人暮らし。それから6年を経た現在は仕事に完全復帰していますが、局所再発後に休職に入った直後、女性はこう話していまし

た。

「仕事は好きだし、生活もあるから働くことは必須です。でも、復帰を考える段階で産業医にまた退職を迫られるのかと思うと、気持ちがなえてしまいます。社員数千人規模の会社でも、たった一人の産業医の考え方が個人の働き方を左右してしまうのは、納得がいきません。会社側と開かれた形で話ができて、柔軟に働き方や休み方を決めていくのが本来のあり方だと思います」

入院中も鳴り止まなかった部下からの電話

前出の内閣府の世論調査(2019年度)で、仕事と治療の両立が難しいと答えた人のうち、「働き続けることを難しくさせている最も大きな理由」として多かった回答は、「代わりに仕事をする人がいない、または、いても頼みにくい」(20・9%)でした。

都内在住ですい臓がん治療中の関直行さん(45)も、この壁にぶち当たったといいます。

関さんは13年、進行したすい臓がんだと診断されました。17年に転職し、現在は都内のビル管理会社に勤めながら、抗がん剤治療を継続しています。妻は専業主婦で、13歳の娘と5歳の息子もいます。

関さんは発症当時、みぞおちと背中に痛みを感じて緊急受診しました。手術を受けると、診断はステージ4aのすい臓がん。当時勤めていたビル管理業の会社は、手術入院の前の日から休みました。管理職だった関さんは、

「代替要員がおらず、休業中に部下に仕事のしわ寄せがいくのが一番の気がかりでした」

といいます。

関さんが任されていたのは、都心にあるビル管理会社の大きな支店で、年間12億円の売り上げがありました。術前術後40日間の穴を、20〜30代の若い社員4人で埋めてもらわなければなりませんでした。

「僕の直属の上司が会社の専務で、仕事をお願いするわけにもいかなくて……。当時、社内に10年以上のキャリアを積んだ人材が少なく、代わりを頼めなかったのがつらかったです」

入院中、関さんは発症前から24kgも痩せて体力も落ち、よく高熱が出ていました。そんな時期にも、部下から相談の連絡が入ってきました。関さんは横になりながら、スマホで報告書や見積書に目を通すことになりました。点滴をつけたまま院内で電話ができるエリアに移動し、顧客に謝罪の電話を入れたこともあります。

退院する直前になって、自分の仕事が割り振られて手いっぱいになっていた部下から、「もう、会社辞めたいです」と切り出されました。一旦はとどまったものの、関さんが会社に復帰して5カ月後、無理がたたったか、その部下を含む3人が同時期に退社しました。

復帰当初、関さんは抗がん剤を服用しており、術後で体力も落ちていたため、通勤ラッシュを避けた時間帯に出勤する形で時短勤務が認められました。給料は1割減になりましたが、残業も免除してもらっていました。けれども部下がごそっと抜け、仕事の補塡《ほてん》と新人教育を引き受けねばならなくなり、残業続きで仕事量は闘病前より増えていました。それでも時短勤務の扱いは変わらず、給料は減額されたままでした。

「体を酷使し、長時間勤務で幼い娘の寝顔しか見られないような生活は続かないと思いました」

ステージ4からの転職活動

復帰から1年以上が経過し、売り上げ規模の小さい支店への異動辞令を受けました。ところが、異動先での役割が明確でなく、関さんは会社の中で疎外感を抱くようになりました。次第に仕事にもやりがいを見いだせなくなっていきました。新しいメンバー同士の歯車も嚙《か》み合わず、関さんが孤軍奮闘するような場面も出てきました。この境遇から這い上がっていくには、また異動するしかないのか？　でも、病気を持つ身でどうやって？　社内には特段、異動する先もなさそうだし……。

15年間勤めてきた会社で、仕事には思い入れがありました。ただ、その頃関さんは二人目の子どもを授かったこともあり、新しいキャリアの構築も考えるようになりました。この会社にいても、先のキャリアが描けない。転職する潮時かな――。

「幸いにも治療の効果は続いていて、がんも大人しくなっていました。40歳の節目も迎えることだし、あと25年は働けるなと思ったんです」

家庭での生活と自分の体調と仕事のバランスが合うようなところを見つけて転職しよう――そう気持ちを固めた関さんは、思いきって次のキャリアを模索し始めました。

17年の春に二人目の子どもが生まれ、関さんは1カ月の転職活動を経て、同年6月に転職しました。同じビル管理業の新しい職場には、がんのこともすべて伝え、

「育児と仕事の両立をしたいので、定時で帰れる仕事を希望します」

と正直に話しました。専門的な業務を熟知している前職の経験が買われ、入社当初から役職もつきました。

ただ、転職後は収入が大幅に減りました。さらに、転職した直後から体調の変化があり、極度の貧血から緊急入院し、検査の結果、医師から再発を告げられてしまいました。

「なぜ、このタイミングに……」

転職したばかりの会社に対して申し訳ない気持ちがありましたが、関さんは病状や治療の経過をその都度上司や同僚に伝え、無理のない働き方を話し合ってきました。今も3週間に一度、抗がん剤の治療を受けていて、体調の波に合わせながら現在も仕事を継続しています。

「がんに罹患した場合、元の職場で働き続けられるのが一番いい。でも職場によっては、いくら期待しても、人繰りがかなわない場合もあります。僕は転職して年収は下がりましたが、会社の理解と働きやすさがあるから、今は転職して正解だったと思っています」

今、関さんは仕事と治療を続けつつ国家資格の取得に向けて、勉強にも勤しんでいます。

「転職してお世話になっている今の会社は、資格の取得が人事評価のベースになっているので、先のキャリアを考えたら資格を取らないと給料が上がりません。進行がんで体や生活は元には戻らないというハンデを背負いながらも、適度に通院しながら仕事して生活しているわけで、『がん患者の特典』のような配慮をいつまでも受け取る一方、というわけにはいきません。だから頑張って資格を取ろうと思います」

治療がきつかったり、重い病気を抱えて体調が優れない期間が長く続いたりする場合、転職活動がうまくいくとは限りません。治療で休暇が長引き、会社の休職期間を使い果たしてしまうこともあります。私は多くのサバイバーの取材を通じて、一度離職すると、再就職への壁が大きいという現実も見てきました。

治療と仕事のバランスに悩む実情について、社労士の近藤さんはこう指摘します。

「進行がんのステージ4といっても、厳しい人もいれば、問題なく働ける人もいて、一人ひとりの状態も診断後の経過も様々です。今までは、末期というイメージが強かったり、体力低下で実際に働けなかったりで、雇用に結びつきにくかったのかもしれません。けれども、治療技術などがん医療の進化とともに、体調がよくなくて一旦失業した人でも治療が奏効して、『もう一度働きたい』というケースも出てくるでしょう。あるいは『働かない』ことを選択して、家計のやりくりに行き詰まることも考えられます。雇用や社会保障の制度も時代に合わせ、もう少し柔軟に運用できたらいいですね」

がん患者でも申請できる障害年金

関さんの話に戻ります。関さんは、周りに打ち明けにくい仕事やお金、子育ての悩みなどについては、子育て世代のがん患者のコミュニティ「キャンサーペアレンツ」で共有し、生活や人生の方針を立てるのに役立ててきたといいます。

「キャンサーペアレンツの仲間でランチをした席で、がん患者も『障害厚生年金』を申請できると耳にしました。では、勉強も兼ねて、独学で申請しようかと思ったんです」

それでも、認定までにはひと苦労があったといいます。まず、受給資格の要件を満たしているかどうかを把握するところから「わけがわからなかった」（関さん）。調べてみると、がんと診断される症状として初めて受診した「初診日」から1年半が経過していて、日常生活に支障のある症状が続いており、かつ継続的な治療をしている、といった様々な条件が付加されていることがわかりました。

「何より申請用の診断書を主治医に書いてもらうのが大変でした。実は、医師も障害年金のことは専門分野外でわからない場合が少なくないと、後になって聞きました。中には、『がんには適用しない』と医師から一蹴されるケースもあるようです。自分の主治医には親身になって相談に乗ってもらい、とても感謝しています」

患者の〝先輩〟から聞いていたのは、障害年金は公的な文書で、書き方が不十分だと差し戻されるということ。そこで関さんは、医師に障害年金の仕組みや必要な理由、申請している仲間の事例を丁寧に説明して、医師が書面を作成しやすいようにしました。

がん治療を続けながら残業せずに働ける職場を手に入れ、関さんは「仕事と治療」のバランスを保てるようになりました。一方で、長男を授かった直後の転職で減収となったタイミングだったこと、同時に再発して治療の負荷が高まったことなど、関さんには「お金と人生と治療」というテーマも浮上していました。

障害厚生年金を申請したことで、金銭的な面で仕事と治療のバランスを保てるような制度についての知識を学びました。さらに他にも治療に専念するための制度やサポートはあるので、長期的な治療をしなければならないがん患者がほしい情報をきちんと届けられる仕組みが必要だと関さんは感じています。

「使える社会資源」を探してみる

障害年金を受けている人が働いてもいいの？　と疑問を抱く人もいるようですが、前出の社労士の近藤さんによれば「障害年金を受給しながら働くのは制度上問題ありません」

とのことです。

ただし、訪問看護師で、認定NPO法人「がんと暮らしを考える会」代表理事でもある賢見卓也《けんみたくや》さんは、公的な年金の受け取りは、そもそも「申請主義」であることに注意すべきだと語ります。

「がんになった際の公的な制度について、『知っている人は使えるが、知らない人は使えない』という申請主義の壁があります。私たちは、知らせる手段を整えて、がん患者のお金の困りごとに対処しようと考えてきました」

実際、多くの患者たちは、こうした足りないお金を補助する制度があることさえ知らない上、複雑な制度設計による「書類の山」に阻まれ、アクセスしにくいのだといいます。初診日を証明するため、最初にかかった病院から診断書をもらうのに苦労する人もいるとのこと。そこで賢見さんは、がん患者や家族が制度利用を検討する上でわかりやすい資料として、図6-1のような「がんの困りと備えの関連図」を提示してくれました。これは、賢見さんらの呼びかけで社労士や保険会社の営業職、金融雑誌の編集者ら多職種が連携して意見を交わしてまとめた図表です。

また、患者本人が「○○制度」といった名称をあらかじめ知らない限り、ネットでキー

図6-1　がんの困りと備えの関連図

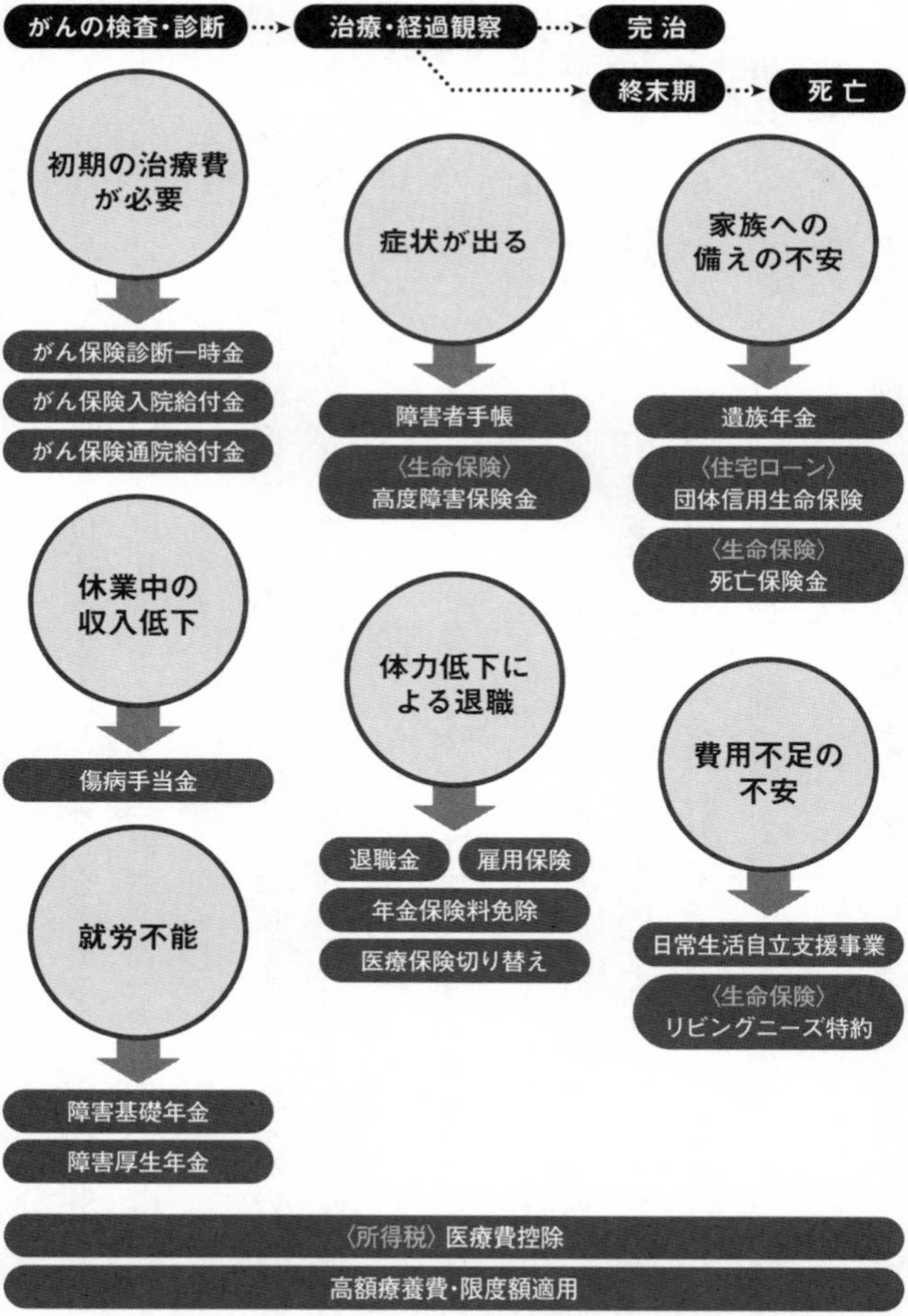

「がんと暮らしを考える会」代表理事、賢見卓也さん監修

ワード検索もできません。賢見さんらは、患者が自身で困りごとのキーワード別にお金に関する制度を一括検索できるウェブサイト「がん制度ドック」*をつくり、公開しています。

賢見さんは、民間のサービスにも患者から見えにくい盲点があると指摘します。以前、生活保護目前の独居の女性が、費用負担を気にして医療的なケアを拒みがちだった事例があったそうです。女性は終末期で、一人暮らしが困難な時期に差しかかっていました。賢見さんは女性が入っている保険の担当者に連絡したところ、使える制度があることが判明。女性は保険につく特約を使って、医療的ケアや入院、介助の費用に充て、生活を継続することができました。

「がんは治療も高額化してきました。経済的な負担を少しでも減らすため、『使える社会資源』はないかと探してみることも必要です」（賢見さん）

（初出「ＡＥＲＡ」20年2月10日号。大幅改稿。２１３～２２３ページ）

＊「がん制度ドック」：https://www.ganseido.com

がん患者への無意識のバイアスをなくすために

職場のコミュニケーションでは、悪意がない場合でも、発言した人のちょっとした一言が、サバイバーを失望させることがあります。

サバイバーと職場の上司などとのやりとりにボタンの掛け違いが生じるのは、いまだに多くの人たちが、少なからず「がん＝死」というバイアス（偏見）を抱いているから──。第4章に登場した電通ジャパンネットワーク執行役員の北風祐子さんは、そう指摘します。

北風さんは自らの乳がん体験を入り口に、電通グループ内でがんを抱えて働いている人が「安心して語り合える場」をもてるようにするための社内プロジェクト「LAVENDER CAFE（ラベンダー・カフェ）」を立ち上げ、約4年にわたって15回ほど社内のサバイバーたちが語らう集まりを開いてきました。これも、前出の企業内ピアサポート活動の一つです。

集まった声から、北風さんは、サバイバーを生きづらくしている根本の原因が、人々の間にある「アンコンシャス（無意識の）バイアス」だと考えるようになりました。

「職場の人は、メンバーから『がんになりました』と告げられると、何をいえばいいかわからなくて、もしくはよかれと思って、とっさの一言をいったりしますよね。でも、サバイバーの側は、闘病を通じて相手の言葉から受け取るセンサーが研ぎ澄まされているところがありますから、その一言で余計に傷ついてしまうことがあるのです」

思わずいって裏目に出るパターンの典型例が、〈仕事は自分たちに任せておけ。あなたは治療に専念しなさい〉などと、上司が本人の意向を聞かずに勝手に決めつける言葉です。

「本人は、『いやいや、働きながら治したいのに……』と思っているかもしれません。上司の方は配慮のつもりかもしれませんが、暗黙のうちに本人の存在価値を否定したり、本人を働かない方へと追いやってしまったりする可能性もあります」（北風さん）

また、一方的な配慮から「ラクな仕事に替えてあげる。仕事を減らそう」といわれるケースもよくあるそうです。もし、そうされたくない場合は、仕事への挑戦心を失っていないことを言葉にして伝えることも必要だと北風さんはいいます。

サバイバーが上司から〈がんになったことは、周りの人にいわないわよね〉と内密にしておくことを強要された事例もありました。北風さんは、「がん＝悪い知らせ」だという思い込みが強いためだといいます。

「がんになったことは別に悪いことでもなんでもないのに、本人は心理的に『悪いのは自分で、職場に迷惑がかかっているかもしれない』といった気持ちになって、そこで働けなくなっていったんです」

サバイバーが前向きに働き続けられる組織づくりのポイントとして一番大事なのは、相談された人が「答えを出そうとしないこと」だと助言します。

「あくまで一般論ですが、優秀なマネージャーほど、自分で答えを出すことで成功体験を積んできています。それで、メンバーから『がんが見つかった』と打ち明けられると、『よしっ』と解決してあげようとしがちです。でも、答えなんて、出せっこないですよね。だからといって、がんのことには触れずにいるような突き放す態度は、もっとよくない。マネージャーの大事な役割は、まずは、がんになったことを一旦受け止めて、『がんになったんだね。話してくれてありがとう。どうしていくのがいいのか自分もわからないから、一緒にこれから考えていこう』『あなたの状態をその都度聞きながら、できる限りのことをするつもりだし、一緒に歩くから安心して』と伝えるだけで十分。そんな言葉なら、本人は前向きに働き続けようと思えるのです」

北風さんがLAVENDER CAFEを立ち上げたきっかけは、社内のサバイバーの先輩である、御園生泰明《みそのうやすあき》さんからもたらされました。御園生さんは、ステージ4の肺がんを抱えながら働き続け、同じようにがんで苦しむ人の役に立ちたいと、「LAVENDER RING（ラベンダー・リング）」という活動を発足。がんの持つネガティブなイメージの転換を狙って、メイクしてイキイキとした表情を撮影しポスターにするなど、様々なプロジェクトを展開していました。

「御園生さんは21年に逝去されましたが、本当に精力的にあちこちに出かけていって活動していました。『どうしてそんなに頑張れるんですか』と私が聞いたら、『がんになったがために幸せになりにくい人がいることがわかったので、ネガティブな要素が少しでも取り除かれるように役に立ちたいと思う』『活動することで、僕自身も幸せに感じる』と話していました。私も何かできたらと申し出たら、『同じ社内でサバイバーが集まって、安心してしゃべれる場所が欲しい』と。じゃあやってみようかと、最初は数人ぐらいから始まったプロジェクトなんです」

北風さんはLAVENDER CAFEの活動からヒントを得て、サバイバーへのアンコンシャスバイアスをなくす社内研修を企画制作し、人事部と連携して実施。その後、同様にアンコンシャスバイアスに悩んでいる「育休明け社員」「メンタル不調の社員」「更年期障害の社員」に向けた対応など、テーマが拡大しています。

「ワークライフバランス」は働き方改革の重要キーワードとして一般用語になりましたが、がん治療中で働いている人の場合は、そこに「ケア（治療や休暇）」が加わるところが既存の働き方との大きな違いであり、悩みの種でもあるわけです。国や企業において支援制度が拡充される一方で、依然としてサバイバーを取り巻く職場の人たちの理解が足りていない場面もあるのだと、取材を通じて気づかされました。がんサバイバーへの支援は、まず、周囲の人たちが多様性を理解することから始まるというのが、私が最も強調したいポイントです。

働くサバイバーが増えた今、「ワークライフ＋ケア」の戦略をどう立てていくかを学ぶ機会は格段に増えました。本章に登場してもらったサバイバーたちは、仕事と治療を両立しながら、職場内のコミュニケーションの取り方など独自の工夫により働き方の新境地を切りひらいていいます。良い事例はどんどん真似て、多様性のある風通しのいい職場づくりに役立てていただければ幸いです。

第7章 がん患者ではなく「生活者」として

遠くの目標の前に小さな目標を置く

がん体験は時に、体の機能や築いてきた仕事、健康だった時に描いていた未来など、いろいろな喪失をもたらすことがある。一方で、新たな視界が開けたり、これまでとは違った縁を得られたり、人生上の大きな収穫を得たりすることもある——。

これは、長年取材で対話を重ねてきた多くの患者さんから私が学んだことです。

「患者」というのは、がんを経験している人の一部分に過ぎず、その人の「自分らしい自分」というのは圧倒的に「生活者」であるところに紐づいている側面が大きいものです。そこは医療の手が及ばない領域でもあるからこそ、様々な人たちの人生経験をストーリーとして共有することが大切だと私は考えています。そこで最終章では、サバイバーたちが闘病を経験しながらも「生活者」として得た気づきにスポットを当てます。

まず、ご登場いただくのは、プロサッカー選手として活躍していた塚本泰史《つかもとたいし》さん（37）です。塚本さんの右脚に骨肉腫《こつにくしゅ》（骨のがん）が見つかったのは、Jリーグ大宮アルディージャ入団3年目の2010年。同チームの右サイドバックでレギュラーの座を射止め、プロとして「これから」という時でした。右膝の手術を乗り越え、12年からはチームのアンバサダーに就任します。親善大使としてチームを盛り上げるのが新たなミッションになりました。膝に人工関節が入り、ピッチに立てなくなってしまった苦難をどう乗り越えてきたのか――塚本さんを再び前に向かせた闘病からの「気づき」について、17年にインタビューしました。

（初出「Ｙａｈｏｏ！ニュース特集」17年3月5日公開記事。時系列はインタビュー当時のまま）

チームウエアの胸には、ボールとリス、5本のストライプがデザインされたエンブレム。塚本さんは週末に開かれるシーズン前の練習試合の宣伝のため、駅前でのチラシ配りを終え戻ってきたところでした。

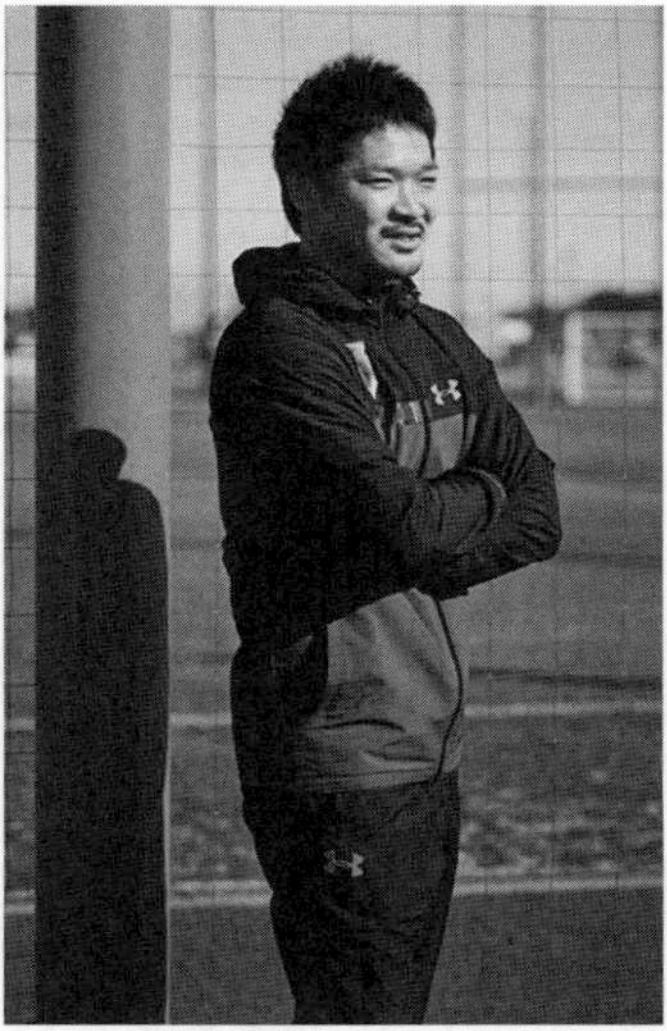
塚本泰史さん。撮影：キッチンミノル

術後も契約を更新し続けてくれたチームには「感謝しかないです。多くの人に支えられて今の僕がある」と塚本さんはいいます。一方で、複雑な思いも見え隠れします。

「アンバサダーになったという実感がまだなくて。目に見える『これだ』という役割を、今探しているというか……」

右膝に走った痛みがきっかけで右の大腿骨《だいたいこつ》にがんが見つかったのは、10年のリーグ開幕前でした。塚本さんが罹患した骨肉腫とは、骨にできる腫瘍であり、悪性の場合、外科手術と抗がん剤治療を行います。医療の進歩で生存率は上がりました。ただし、がんが四肢にできた場合は悪い部分を骨ごと切り取って人工関節に換えるか、もしくは四肢自体を切断するかの選択を迫られます。塚本さんの場合、人工関節に換えれば、脚を切断せずに温存できるものの、プロとしてサッカーを続けられる可能性は「ゼロに近い」と告げられました。手術以外の選択はないかと何軒か医療機関を当たってみたものの、訪ねた医師全員から「ノー」という答えしか返ってきませんでした。

「大好きで続けてきたサッカーができませんといわれて、はじめは『はいそうですか。手術します』なんて、到底いえませんでした」

人工関節を入れても運動することはできるが、人工関節に置換した部分を酷使する激しい競技をプロとして続けるのは難しいと医師はいいました。無理にプレーすれば人工関節と骨とのつなぎ目が破損するなどのリスクがあるからです。骨肉腫に罹患したプロサッカー選手の例も見当たりませんでした。

それでも、手術を受ける前に塚本さんは気持ちを切り替えました。「前例がないなら、自分が、人工関節になってもピッチに立つ最初の人になろう」

前を向く塚本さんには、二つの「心の杖《つえ》」があるといいます。

一つは「同病の仲間のためにも、頑張り抜く姿を見せ続けたい」という思いです。何より塚本さん自身が、入院中に出会ったある少女との交流により、常にポジティブな思考を保てる「新しい自分」に生まれかわることができたといいます。少女の名は、阿部香奈さん。初対面の時は中学3年生で、骨肉腫が再発して脚を切断していました。それでも、「退院したら車椅子でもう一度バスケをする」と夢を語り、いつも笑っていたのです。

「自分は人工関節にしたけれど、脚がある。それでくよくよしている自分がすごく恥ずかしくなっちゃって。香奈ちゃんは死を意識していたかもしれない。それなのに、心の底から笑っていたんです」

塚本さんと出会った翌年、香奈さんは16歳で息を引き取りました。塚本さんの心に残るのは、「香奈ちゃん」がいつもいっていた「がんばることは、生きること」という言葉です。

「もう一度ピッチに立つ」。この「大きな目標」までの長い道のりを、ただひたすら頑張るやり方では挫折しかねないと塚本さんは考えました。そこでいくつもの「小さな目標」を布石として目の前に置くことにしたのです。これがもう一つの「心の杖」だといいます。

東京マラソンの完走（12年）、ゼロ合目からの富士山登頂（13年）、埼玉から宮城までを自転車で走破（14年）、そしてトライアスロン大会への出場（15年）。16年はさいたま市から佐賀県小城《おぎ》市まで1200㎞もの道のりを自転車で走破。8日間で完走しました。

「自分がああしたい、こうしたいと想像している時が楽しくて。一つずつ実現して、気づいたらサッカーをするという夢に近づいていた、というのが理想です」

人工関節は消耗品であり、使えば使うほど交換する時期が早くなってしまうというジレンマはあります。しかし体と相談しながら大きな目標に向け、週1回、勤務後の夜9時から、兄のいる社会人チームに混じり、汗を流しています。

「当たり前のように朝を迎えるけれど、朝を迎えられることって、本当に幸せなことなんだなと。僕は今、仮にもし明日死んだとしても後悔しないように、一日一日を大切に過ごしたいと思っています」

インタビューの最後に、塚本さんは込み上げるものを堪《こら》えて、こう話しました。

「目を覚まさせた」がん体験

「私にとって、これまでの出来事はいろいろな意味で『wake-up call』だったなと、今振り返ると思うんです」

こう話すのは、第3章に登場したペンシルベニア州立大学の平野絵理香さんです。目を覚まさせるような衝撃的な出来事を、英語で「wake-up call」ということがありますが、自身のがん体験を、この言葉が一番よく表していると平野さんは話していました。

平野さんは30代半ばで流産を経験し、その悲しみが癒えていない時に乳がんに襲われました。その後、乳がんを治療する過程で夫との離婚を経験し、うつ病を発症。3年ほど精神科に通院し、向精神薬による治療を受けることになりました。

立て続けに喪失を伴う出来事が起こり、頭の中で「プチン」と糸が切れたような感覚があったと平野さんは振り返ります。

「離婚したあたりで、『ああ、もう、これはダメだ』と思って、いのちのホットラインに電話をかけたのです」

平野さんは、自分の心が癒えていく過程で大きく役立ったのは、「信頼する人に、心ゆくまで話を聞いてもらうこと」だったといいます。平野さんは、抗がん剤治療が終わって

2カ月くらい経ってから、州の心理士資格を持つカウンセリングの専門家（日本でいう心理カウンセラーのような職種）のいるクリニックを訪れ、定期的にカウンセリングを受けていたといいます。

「私がいのちのホットラインに電話して、担当者との面談が終わった後、ホットラインから普段通っていた心理カウンセラーにちゃんと連絡がいったようです。そして、いつもの心理カウンセラーが今度は精神科の病院につないでくれたんです。この連携システムに助けられました。細くてもつながりを持っていてよかったと思いました。一番パニック状態が厳しかった時は、精神科を受診するほか、心理専門のカウンセリングを受けに行く頻度も週2回に増やしました。アメリカではカウンセリングのハードルが低くて、精神疾患を治すためだけでなく、心の調子を整えるために気軽に受けることがよくあります。私の場合は、人に話を聞いてもらうことがすごくメンタルに効きました。心に溜まったものを吐き出して、がっと涙を流してスッキリして、また苦しさが溜まってきたら、アポを取って。その繰り返しでした。私が生きるストーリーを、心理的な安全性を保てる場で他の人と共有する時間を持てたことが、その後の助けになりました」

カウンセリングでまず最初にいわれたことは、悲しさ、悔しさ、怒り……といったあらゆる自分の気持ちを受けとめることが大事だということです。平野さんはその通りに実践しました。次に気持ちを切り替えるステップとして、「小さなことでいいから、感謝できることを紙に書き出す」ことも提案されました。そこで平野さんは、家じゅうのノートに、「今日は食べたお寿司が美味しかった」「ドアを開けた時に、誰かがドアを押さえてくれた」などと書き出すように努めたところ、前向きな気持ちが生まれてきたと話します。

「気持ちが切り替わってからは、いいことしか起こらなくなりました。いい仕事ができて楽しく働けるようになったり、思春期の頃からずっと関係がギクシャクしていた育ての母親と仲よくなれたり、友達が増えたり。以前は、子どもや妊婦さんの姿を見るのもダメな時期がありましたが、週末は日本人の補習校で7年間、幼稚園児から中学生までのたくさんの子どもたちに触れたり教えたりする体験もできました」

平野さんは、自分と同様に遺伝性のがんの原因となる遺伝子変異が見つかったＨＢＯＣの当事者の話を聞く「ピアナビゲーター」のトレーニングを受け、今は依頼があれば相談に応じるボランティアをしているそうです。

心の状態が整うにつれ、「がんになっても失うばかりではない」という実感が湧いてきたと平野さんはいいます。

「GE（ゼネラル・エレクトリック）元社長の『change before you have to そうなる前に変わりなさい』という言葉がありますけれど、人間って、なかなか変われないんですよね。私の場合は、がんを契機に自分が変わらざるを得ない状況が起こってしまった。でもおかげで、人生を模索しながら家族や友人、身近な人とのつながりを大切にするようになり、気づいたら誰かのために役立つことまでするようになっていました。新しい自分を発見することができたんです。私にとってがんは、まさに目覚ましのコールだったなと今、実感しているところです」

見逃されやすいがん患者のうつ

平野さんは、がん闘病中、パニック状態がピークだった時にうつ病を発症し、2日間精神科の病棟に入院したそうです。

「そこまでの状態になって、『私はこのままだと危険かもしれない』と気づきました。私が広く伝えたいのは、もっと早めに心理カウンセラーや精神科のお医者さんのところに行って、精神科のカウンセリングも受けておけばよかったということです。がんになった時、病院でたくさん冊子をもらったのですが、ちゃんと精神科のカウンセリングについて書かれた冊子もあったんです。でも私は、最初自分には関係ないものだと思っていました」

長年がん患者とその家族の心と向かい合ってきた保坂隆《ほさかたかし》医師（保坂サイコオンコロジー・クリニック院長）は、がん患者がうつ病を発症した場合、周りの人ができるだけ早くそれに気づいて治療につなげていくことが大切だと話します。

「がんといわれてショックを受けた時、すぐに受容できるという人は少なくて、皆さん『あれは夢だったんじゃないか』などという否認と『やっぱりがんだったんだ』という受容を行きつ戻りつしながら、やがて認めていくわけです。その間に医師や家族や友達に相談したりしながらね。ただ時折、抑うつ的な気分になるというレベルではなく、きちんと診断されるレベルで心の病を発症することがあります。うつ病の場合なら、全体的なアクティビティが低下して日常生活に支障をきたしますし、多くの場合は薬による治療が必要になります」

保坂医師によれば、「本来、がん治療医と精神科医の連携が取れている病院で、医療従事者が早めにスクリーニングするのがベストだが、連携はまだ不十分」とのこと。また、がんの知識もある精神科医がいる「サイコオンコロジー（精神腫瘍科もしくは腫瘍精神科）」を設置する病院は日本ではまだ少なく、日本サイコオンコロジー学会の登録医は、22年時点で全国に130人余りしかいないという現状があります。

「がん患者さんこそ、うつ病を早く見つけ出して治してあげる必要があります。なぜなら、うつ病を発症すると、体の機能も心の機能も低下し、さらに、免疫力も低下してくることで、うつ病を合併したがん患者さんの方が、がんの進行が速いというデータも出ているからです。ところが、ご本人も周囲の人も医師も多くの場合、『がんになったのだから、このくらい落ち込んでいても仕方ない』と思ってしまうので、見逃されやすい」

このような理由から、保坂医師は、がん患者を取り巻く医療者や家族、周囲の人は、特に診断直後や心身への負担の大きい治療を行う時などに、患者の心の状態に目を向けておくことを心がけてほしいと話します。

がんで誘発される病気に備える

がんの治療を受けていると、体のことはすべて医師に診てもらえているという感覚になりがちですが、がん治療医は、文字通りがんの専門医です。がん以外の異常に気づいてもらえるとは限りません。がんを発症したら、心臓病や脳梗塞など「治療の過程で発症する病気」に注意する必要があります。

第1章で登場した北里大学病院の佐々木治一郎医師は、分子標的薬や免疫チェックポイント阻害薬など治療薬の進展も踏まえ「これからのがん闘病には、新しい生活上の戦略が必要になってきます」と語っていましたが、その「戦略」の一つとして、心臓病や脳梗塞などへの対応についても言及していました。

そこでまず、がん治療後に脳梗塞を発症した男性の事例を取材しました。

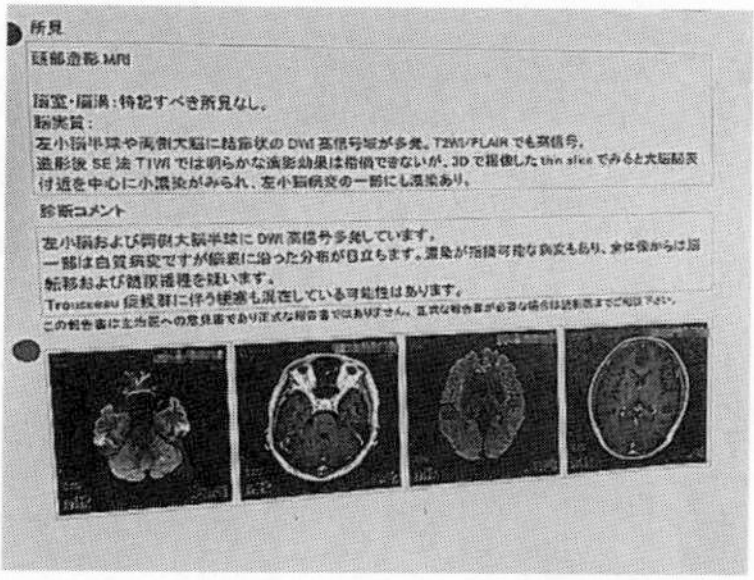

男性は、がんの診断を受けた病院で脳梗塞の可能性も指摘されていた（本人提供）

北陸地方に住む男性（50）は2018年夏、肺がんでステージ4bと告知を受け、抗がん剤治療を始めました。半年後、風呂上がりにパジャマをうまく着られず、言葉にも詰まったため、妻が病院に連絡し緊急入院しました。診断は、脳内の血管に血栓が詰まる脳梗塞。すぐに血栓を溶かす薬の点滴治療を受けました。

男性の妻は、がんと脳梗塞のリスクを抱える心境をこう話します。

「緊急入院の翌日、夫は自分の名前も書けなくなっていました。脳梗塞と聞いて『がんじゃなくて、そっち?』と足をすくわれた思いでした。言葉を発せられるようになり抗がん剤治療も継続していますが、その抗がん剤も徐々に効かなくなってきました。脳梗塞の再発も怖いです。がんはじわじわと悪くなるイメージですが、脳梗塞は急速に悪くなりますから」

日本腫瘍循環器学会理事長の小室一成《こむろいっせい》医師は、がんがあると血栓ができやすいと指摘します。

「がん細胞そのものが血を固まりやすくする物質を出しています。さらに、その状態で抗がん剤治療をすると、使う薬によっては血管を傷め、ますます血栓ができやすくなります」

リスクは他にもあります。小室医師が受け持った大腸がんの80代の女性患者は、抗がん剤治療を始めてから心不全を発症しました。女性は大腸がんを手術した2年後に転移が見つかり、毒性の強い抗がん剤は使わずに新しいタイプの分子標的薬による治療を行っていましたが、1年後に突然息苦しさを訴え、検査の結果、心臓のポンプ機能が低下し心不全を起こしていることが判明。心臓病の既往歴はありませんでした。小室医師は、がんが誘発する病気で最も警戒しなければならないのが心不全だといいます。

「従来の抗がん剤の多くは心臓に悪い影響を及ぼすことが知られていますが、分子標的薬や免疫チェックポイント阻害薬など新しい抗がん剤にもそうした毒性があります。がん細胞を制御できても、心不全で亡くなっては元も子もありません。併発する病気を悪化させず、がん治療を完遂できるように支援するのが私たち循環器医の新たな役割です」

女性は1カ月にわたる治療で心不全は改善したものの、抗がん剤治療を中断したため、がんが大きくなりました。抗がん剤の量を減らして治療を再開したところ、心不全を再発し、がん治療を中断。数カ月後、女性はがんと心不全の両方が悪化し、亡くなりました。

早くから心臓の異常を見つけられていれば、心臓を保護しつつがん治療を続けることができたはずだと小室医師は指摘します。

「分子標的薬、免疫チェックポイント阻害薬などは昔の化学療法に比べて副作用が少なく、高齢者にも抗がん剤で治療する機会が増えました。ただ、高齢者は心不全など循環器の病気になりやすいので、がん治療医と循環器の医師との早期からの連携が欠かせません」

妊娠する力を温存する「がん・生殖医療」

一方、若い人の場合、就学、就職、結婚、出産、子育てなど様々なライフイベントのど真ん中にがんが直撃することがあります。最近は「AYA世代」といわれる、若い世代のがんサバイバー特有の課題が共有されるようになりました。ＡＹＡ世代とは、思春期・若年成人の英語「Adolescent and Young Adult」の頭文字をとったもので、主に思春期（15歳～）から30歳代までの世代を指しています。２０１８年の第3期がん対策推進基本計画では、「小児・ＡＹＡ世代」に向けた支援の必要性が明記されました。

「妊娠や出産をどうするか」という課題も大きく取り上げられています。焦点となるのは、妊孕《にんよう》性の温存。「がん・生殖医療」の枠組みの中で、若いがん患者が将来子どもを持てるようにするための医療的なケアが提供されるようになってきたのです。

日本癌治療学会は、17年に「小児、思春期・若年がん患者の妊孕性温存に関する診療ガイドライン」を発表。妊孕性温存療法にかかる費用を補助する自治体が現れ始めました。21年4月からは、厚労省で「小児・ＡＹＡ世代のがん患者等に対する妊孕性温存療法研究促進事業」がスタートし、事業内容には、患者の経済的負担の軽減も盛り込まれています。

ガイドライン作成を主導したメンバーの一人であり、がん治療と生殖医療の関係に詳しい、聖マリアンナ医科大学の鈴木直《すずきなお》教授は、「がん治療医と生殖医療医の連携が加速しつつある」といいます。

妊孕性温存を行うかどうかのカウンセリングを受ける人（日本がん・生殖医療登録システ

ム「ＪＯＦＲ」に登録する人）の数は、20年に男女合わせて全国で７００人を超えています。そのうち、妊孕性の温存を行った人は、男性が２８７人、女性が２１８人。また、累計では、21年１月末の時点で妊娠した１３３例のうち、精子凍結を行っていた男性患者の配偶者の妊娠が41例ありました。

第１章に登場した社労士の清水公一さんも、妊孕性の温存を行いました。肺がんに罹患して抗がん剤治療が始まる前、13年12月に精子凍結保存を行ったのです。当時は36歳でした。清水さんによれば、「若い人が多くかかる血液がんなどに比べれば、肺がんでの妊孕性温存はまだ少ない」といいます。

いよいよ抗がん剤治療が始まるという時、病棟の担当医から、こう提案されました。

「抗がん剤の副作用で妊孕性に影響があるかもしれません。清水さんは若いから凍結保存しますか？　うちであれば、明日にでもできます」

その大学病院は産婦人科もあり、精子の凍結処理や保存をする施設を持っていました。

「その時は生きられるか生きられないかだけで、子どもをもう一人持ちたいとか、そういうことは頭になかったんです。これががん専門病院だと、紹介状をもらって別の病院に行かないといけないので、治療が遅れる可能性があるんですけど、僕のかかっていた病院では、抗がん剤の開始が1日遅れるというデメリットだけでした。費用は、凍結処理については記録をなくして覚えていないんですが、保存にかかるのは5本まてなら当時年間5000円で、1年ずつの更新でした。ならばお願いしようと」

オプジーボの治療が奏効して生きる意欲を取り戻した時、清水さんは精子を凍結保存していたことを思い出しました。

「治療中は、先のことを考えてもどうにも答えが出ませんでした。死んだら何もできないじゃないですか。それが、『これからも生きていける』に変わった時に、『もう一人欲しい』と思いました。生きていれば仕事はできる、子育ては何とかなると思ったんです」

妻は35歳になろうとしていた頃で、「もう一人いた方がよくない?」と清水さんが提案したところ、妻は心配して、「大丈夫なの?」と聞いてきたといいます。

「『大丈夫だよ』と僕はいったんです。この先も生きることができるという、妙な確信があったんですよ。もともと子どもは二人以上欲しいよねと話していたので、妻も『そうだね、もう一人いた方がいいね』といってくれました」

検査により抗がん剤で妊孕性を失ったことがわかったものの、凍結保存した精子を使って顕微授精をし、妻は妊娠しました。18年11月に、次男が誕生しました。

「もし凍結保存の設備がない病院、あるいは連携ができていない病院で治療を受けていて、大きなタイムラグが生じるようであったならば、リスクとベネフィットを検討して、凍結保存には踏み切らなかったかもしれません」

鈴木直教授は次のように助言します。

「(妊孕性を温存する)選択肢があることは知ってほしい。ただ、患者さんの命が最優先です。精子、卵子の採取によってがん治療が大幅に遅れる、あるいは体力を奪われることになれば、命に関わるリスクが生じます。特に、卵子の採取にはある程度の時間を要しますから、女性の患者さんの悩みは深いです。まずは、がんの治療医に相談してほしいです」

もう一つ、がん治療と生殖医療の関係で議論になっているのは、「病状が厳しい患者に、妊孕性温存を勧めるかどうか」です。がん患者に限らず、夫が亡くなった後、凍結保存しておいた精子を使って体外受精をする「死後生殖」について、日本産科婦人科学会は、倫理的に問題があるとして禁止の見解を出しています。法整備もなされていません。

「妊孕性温存後のゴールは、子どもを授かることだけではなく、その後、育てた子どもが成長して、社会に出る時です。妊孕性温存療法を行うかどうかは、がんの主治医が判断した上で、患者さんと共同で決めていくことになります」(鈴木教授)

がんの経験を価値に変えていく

北里大学病院の佐々木治一郎医師が話していた「がんサバイバーシップ」の実践例をいろいろ探していた私は、GISTの闘病を続けてきた谷島雄一郎さんが立ち上げた「コミュニティデザイン」の実践を知り、学びの要素がたくさんある点に注目しました。

左の写真は、谷島さんが主宰するソーシャルデザインプロジェクト「ダカラコソクリエイト」から生まれたグッズで、その名も「めでぃかるガチャガチャ」です。レバーを回すと、手のひらサイズのカプセルがゴロンと出てきます。カプセルを開けると、キーホルダーになったカラフルな注射器、ナースコール、車椅子、CT検査機器、輸液ポンプなど医療機器のミニチュアがそれぞれに入っています。

実はこのクスッと笑える「医療おもちゃづくり」をはじめ、このコミュニティには、がん経験者だけでなくあらゆる参加者が楽しめるような、谷島さんならではのさりげない工夫が満載です。ダカラコソクリエイトの活動を私は、「一人ひとりの経験を持ち寄り、がん経験者が患者ではなく生活者として社会につながる仕組み」だと考えています。

「めでぃかるガチャガチャ」には、がん経験者や医療に携わる人たちの経験や交流が織り込まれています。たとえば「検尿カップ」のグッズにこのようなメッセージがついてい

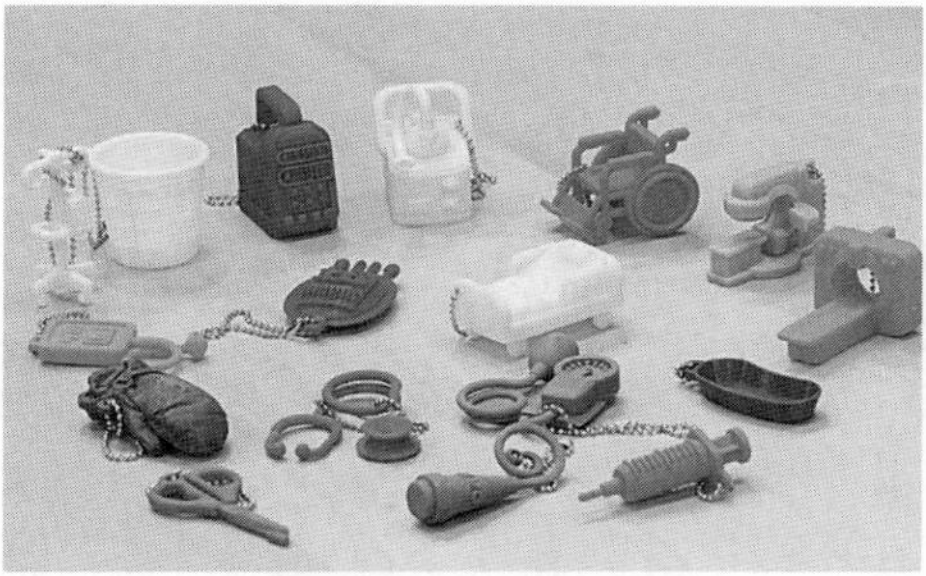

医療機器のミニチュアグッズ「めでぃかるガチャガチャ」。ダカラコソクリエイト提供

ます。

〈入院中、お茶を飲もうとコップを探したら、看護師さんがはじける笑顔で検尿カップを渡してくれました……。〝天然さん〟なんだろうなと和みました（笑）／30代で消化器のがん・男性〉

がん啓発のイベントに出店した際はグッズの売り上げを小児がんの専門施設に寄付するなど、社会貢献活動としての広がりも見せています。また、谷島さんが大阪市北区の梅田駅近くに開いた、がんをはじめとして生きづらさをカジュアルに語ることをテーマにした小さな社会実験カフェバー「カラクリＬａｂ．（ラボ）」の店先に置いて、会話が弾むお楽しみグッズとしても活躍しているそうです。

谷島さんは、がんを経験した自分たちだからこそできることを模索し、その経験を「新しい価値」に変えて社会に活かしていこうと、15年にこの活動を始めました。今も大阪ガスネットワークのコミュニティ企画チームで地域社会とともによりよい未来をつくる仕事をしながら、ダカラコソクリエイトの活動に注力しています。

作品づくりのモットーは、楽しさのあるデザインで、がんと社会とをカジュアルにつなぐこと。がんにかかった人の心理状況を研究する「サイコオンコロジー」を専門とする大阪大学大学院人間科学研究科の平井啓《ひらいけい》准教授との出会いがきっかけで、「デザイン思考」などのマネジメント手法を取り入れたワークショップを開催。その中で、次々と名物企画が生まれていきました。

その一つが、16年にリリースしたＬＩＮＥスタンプです。がん経験者のエピソードを持ち寄り、周りの人たちに闘病を支えてもらった時にかけられてうれしかった癒やしの言葉を作品にしました。

谷島さんがこうした活動を始めたのは、闘病から3年が経ち、再発・転移を重ねる中でエビデンスのある治療法はすべてやり尽くし、標準治療がなくなってしまった時でした。

「もう生きられないのか……」

谷島さんは失意の中で、必死に生きる意味や希望を模索したといいます。

「自分はあんなに治療を頑張って、病気のこともたくさん勉強してベストを尽くしてきた

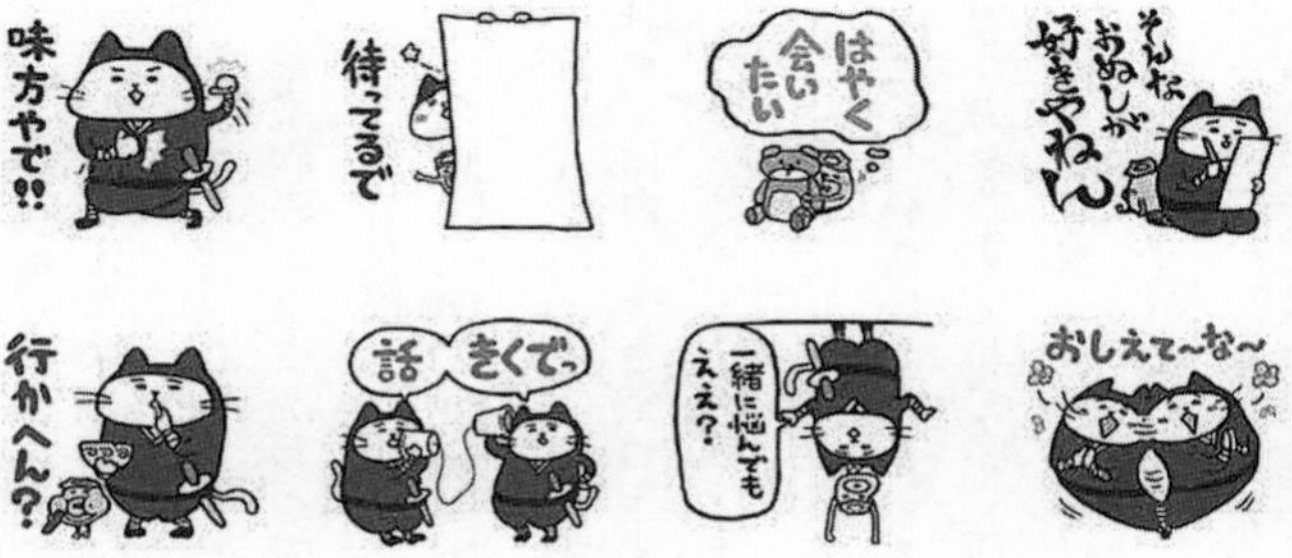
そんなおぬしが好きやねん
はやく会いたい
待ってるで
味方やで!!
おしえて〜な〜
一緒に悩んでもええ?
話
きくでっ
行かへん?

がん経験者のエピソードから生まれたLINEスタンプ。ダカラコソクリエイト提供

のに、あとは怒りとか悔しさとかを抱えたまま人生を終えていくしかないのか。そう思った時に、救いになる何かを探し求めたんです」

いかにして病と付き合いながら自分の人生を生きていくか――。

谷島さんは、ダカラコソクリエイトの活動を皮切りに独自の「コミュニティデザイン」を通じて社会に関わるアクションを起こし続けてきました。それは苦しまぎれに闘病から目を逸らすということではないでしょう。闘病中の自身や仲間が置かれた環境を積極的に社会の中に位置づけ、病気に囚われすぎずにナチュラルに社会と関わる方法を「みんなと」編み出していく。共感し合える多様な関係性の中だからこそ生まれる協働の面白さや充実感を仲間たちと享受する。そんな実践なのではないかと感じるようになりました。

「多様な居場所」としてのコミュニティを複数持つ

谷島さんが活動を始めるにあたり、大きな動機づけになったエピソードがあります。その時、谷島さんは自分の生きる意味を見失いそうになっていた時期であり、「自分の子どもや家族の未来に関わっていける方法」を見つけたいと考えていました。

「家族には続いていく未来があるだろうから、そこへの関わり方を考えることが自分にとって救いになるかもしれないなと、何となく考えていたんです」

谷島さんは活動の方向性に思いを馳せる中で、ふと、娘が撮った写真を眺めた時、「あれっ、面白い」と気づきます。写っているのは身の回りにある花や公園の風景でした。

「何でもない写真なんですけど、小さい娘ならではの純粋な目で、娘の背丈からしか見えない景色というのがそこにあって。がん患者もそうなんですが、年齢とか、心のありようとか、いる場所とか、みんなバラバラで違っている。『その人にしか見えない景色』というのをシェアしていく活動をすると面白いんじゃないかと考えるようになったんです」

そんな思考の転換から、「がん経験者の経験を価値として形にし、社会に活かす」という試みが始まりました。「めでぃかるガチャガチャ」の企画では、アイデア出しにものづくりにも、「患者ではない人」にも関わってもらうようにしたそうです。たとえば、思い出の医療機器のエピソードを出し合う際は、医療職やクリエイターも巻き込んだり、3Dプリンターでミニチュアを立体化する作業は福祉作業所に依頼したり。障がいのある人の新しい仕事づくりにもつながりました。それは、言い換えれば「患者と患者でない人がいかに混ざり合えるか」という挑戦でもあるわけです。谷島さんが、多種多様な関係性を重視したプロジェクト運営を心がけているのには、深い理由があります。

活動を模索していた時期、がん患者の会などにいくつか参加してみて、こうした集まりのメリットとデメリットの両方に気づいたと話します。

「再発・転移を繰り返している自分のような境遇だと、治療の情報交換をするだけなら、寛解していくような人たちのことをちょっと羨ましいなと思うぐらいで気にせずに済むんです。有益な情報をもらえれば十分ですから。でも、孤独を解消したいとか、『一人じゃない』ことを確認したくて会に出ると、しんどい場合はやっぱりあります」

最近はAYA世代のサバイバーのつながりもできて、谷島さんはそうした場でのコミュニケーションでも気づきを得られたといいます。特に若い世代の患者の場合は、働き盛りで仕事を失う人もいれば、子どもを産むことがかなわなくなったり、恋愛でつまずいたりする人もいて、ライフステージの節目にいる人たちならではの切実な問題がそれぞれに出てくるといいます。均質な場では、差異が目立つことの難しさを感じたというのです。

「僕が何とかつくれないかなと長いこと模索していたのは、『みんな違う』人たちがお互いの価値を認め合って、『僕は僕がいい』と感じられるようなそれぞれの尊重と成長につながるプロジェクト。求めていたのは、お互いの成長につながるような出会いです。たとえば、病気の種類や年齢など境遇が似ていてある部分では共感できても、時間の経過とともに、片方は寛解、片方は再発、片方は人生の階段をトントンと登っていって、もう片方は取り残されて、という場面はどうしても出てきます。置いていかれたり置いていったりということを感じて切なくなったりもします。もともと、がん経験者には似た境遇の人とつながりたい気持ちがあり、それによって実際すごく救われる一方で、病気やライフステージの少しの違いがものすごく気になることがあるんです」

がん罹患という一見マイナスの経験をプラスに変えるのなら、なおさら、差異にとらわれず、お互いの違いを価値として尊重し合えるような良質な出会いと成長につなげていくつながりを育んでいきたい——。

そう願う谷島さんは、似たものも似ていないものも、がんの人もがんでない人もゆるやかにつながる、新しいタイプのプロジェクトを創り出そうと考えました。

「たとえば、ステージ4の人とステージ1の人というのは、同じがん経験者でも絡みにくい。がん経験がなければなおさらです。でもそれぞれの視点や経験にはそれぞれの価値がある。僕がイメージしたのは、大人の部活動のようなもの。ともに何かをつくっていくという目標を置くことで、違いを価値として尊重しながら、結果的に違いを超えて、それぞれの人生を豊かにするつながりが構築できるのではないかと思ったんです。たとえばイベントを企画した場合、プログラムをつくるといった共通の目標に向けてアイデアを出しますよね。そうした作業そのものが、それぞれの人の体験をベースとする『視点のシェア』になって、誰もがクリエイターになれる。さらに、バラエティに富んだアイデアが集まるため、それぞれの人にプラスに働くんですよ」

がん患者かどうかにかかわらず、困難さを抱えた人には「縁の重ね着」を推奨したいと谷島さんはいいます。

「たとえば僕も今まで、AYA世代っていわれていましたけど、40歳を越えてしまって、やっぱりだんだんとAYA世代の集まりに顔を出しづらくなってきて(笑)。ライフステージとかその時の心情、体の調子などに合わせて、つながる先は柔軟に変えていっていいと思うんです。そのためにも、自分の居場所は複数持っていた方がいい。溺れずに人生を泳ぐために、『浮き輪』はいろいろな種類を持っていた方が楽しいし、安全だよ！　と僕は思っています」

谷島さんは、ごちゃ混ぜのコミュニティデザインプロジェクトを仲間たちとつくり、長期にわたり治療を続けるペイシェントジャーニーを生き抜くため模索を続けています。

副作用期・活動期をピクトグラムで図示

会社を退職し、肺がん治療に専念する前出の清水佳佑さんの場合、「生活者」として暮らす上で、「副作用が少なく比較的体調がいい時期にできること」を大事にしています。その一つが、社会貢献活動。治療を前向きに進めるためにも欠かせないと話します。

「できる範囲で行う社会貢献活動」として長年継続しているのが、自らが発起人を務める「肺がんＨＥＲ２『ＨＥＲ ＨＥＲ』」という患者会の活動です。肺がん領域でのＨＥＲ２という遺伝子変異を持つ患者に特化したグループで、Facebook の非公開グループを活用して全国の患者メンバーと交流しています。主にメンバー内でやりとりしているのは、国内外の臨床試験の実施状況や治療薬の副作用などの情報です。さらに、清水さんは患者会の代表として、全国がん患者団体連合会の「ＰＰＩ（研究への患者・市民参画）委員会」

にも参加しています。そのほか、ユニークなのは長期的にゆるゆると進めている、「いのちの大切さを伝える絵本」づくり。患者パパたちとオンラインでつながりながら、未来の子どもたちのためにと数年かけて準備しているところです。

「僕の場合は副作用の強い期間が長いので、できることが限られています。でも小さな活動を積み重ねているうちに、数珠《じゅず》つなぎにいろいろな人とつながって、活動する範囲が広がりました。誰かとしゃべってフィードバックをもらったりする中で自分の価値観に変化が起こることもあり、自分がワクワクするからできる範囲で続けています」

今はオンラインでの活動が主体ですが、人と会って活動することもあるといいます。ただ、副作用が強い期間は、ほぼ終日横になっている状態です。副作用止めが改良され支持療法が進歩してきているとはいえ、副作用の出方には個人差があるのです。3週間に一度受けている治療のタイミングや副作用が強く出ている期間、活動できるのがいつ頃かを細かく説明する必要があり、清水さんは日程調整をする度に困っていました。

そこで、退職前にデザインの仕事をしていたこともあり、自分の副作用期・活動期を「ピクトグラム」で図示することを思いつきました。図7－1は、清水さんによるデザインです。これは「いずれ他の人にも使ってもらうことを想定」（清水さん）して作成したも

図7-1　清水佳佑さん作成の体調表

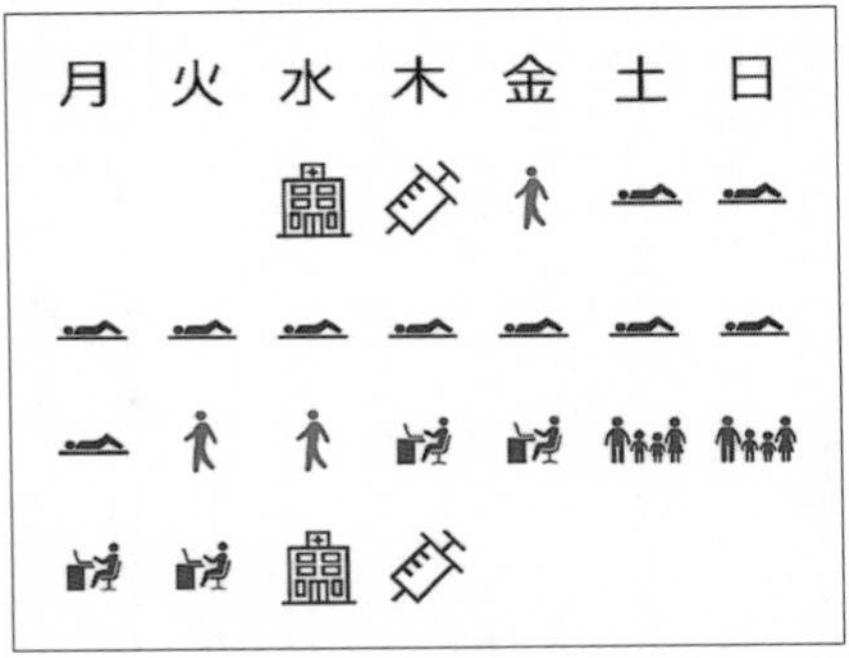

通院・投薬・副作用期・活動期など体調がひと目でわかるようピクトグラムで示されている（本人提供）

ので、ピクトグラムで示してあるスケジュールは仮につくったものだといいます。こうしたひと目でわかる体調表があれば、相手の体調を把握しながら無理のない範囲で頼みごとができるようになります。

「僕の場合、社会貢献活動は副作用が強く出る時期の合間を縫いながらすることになります。ボランティアで協働している人たちに治療スケジュールや副作用の様子を言葉で伝えても、皆さんにあまり伝わっていないなというジレンマがありました。それで思いつきで、オリンピックにも登場したピクトグラムを使って視覚的に表してみようと思ったんですよ。そうしたら、うまく伝わるようになりました」

がん闘病を機に、がんでない人も含めてつながった人々との縁、いわゆる〝ケア縁〟により社会との関わりを持てる実感が、生活にハリをもたらしていると清水さんは話します。

「僕も当初は、会社から離れたことで、社会からも離れたような気持ちになり孤独な状態に陥っていました。でも患者会の活動やPPIの活動などによって、また社会とつながったような感覚を抱きました。そういうつながりから前向きな気持ちが生まれて、毎回キツい副作用期間を耐え抜くための心の糧《かて》になっている気がします」

お金・生活・治療の選択につきまとう葛藤

清水さんが2018年に行った抗がん剤治療では、原発部の腫瘍は画像上は消えたものの、転移が見られたため治療を切り替えました。新しい治療に取り組み約3年、画像上はがんがない状態を維持できています。しかし、再発・転移した肺がんと闘う清水さんの場合は、基本的には治療を継続する必要があるところに難しさがあるといいます。肺がんの闘病を始めてから、5年が経過しました。

「長男が4歳、次男が1歳の時に治療が始まり、育児と治療が同時進行でした。以前は次の年のことさえ考えられないという状況の時もありましたが、今、5年生存率の区切りは越えることができました。次男が小学生になり入学式にも参加できました。子育て資金をどうするかなどの生活の悩みは、今だから語れるというところはあるかもしれません」

清水さんは治療の副作用が強く出たために、18年秋に会社を退職しました。生活資金を確保するため、会社を退職する少し前に障害年金を申請し、今はそれを受給しながら治療に専念しています。

「会社に在籍中に参加した患者向けの講演会で障害年金の話を聞きました。こんな方法があるのかと初めて知りました。僕はネットで調べて、病院のソーシャルワーカーさんに話をして医師に診断書を書いてもらい、自分で申請手続きをしました」

清水さんは二種ある障害年金、「障害厚生年金」と「障害基礎年金」を申請しており、前者は会社員や公務員が申請します。退職後でも受給できる理由は、障害年金制度においては初診日（清水さんの場合は、会社の健康診断で異常を指摘された時点）が起点になり、その時点で厚生年金に加入していたためです。それぞれ2級の認定を受けました。二人の「子の加算」（障害年金を受給している人の児童扶養手当）を合わせて毎月十数万円が支給されています。現在はほぼ無職で、1カ月のうち半数以上の日数を副作用と闘う清水さんにとって、障害年金で生活を保障されていることは大きいといいます。

「1年休めば体調が確実に戻るというのならいいのですが、生活の大半をぐったりした状態で過ごすという状況が何年も延々と続いてしまう。そういう事態は、想定していなかったんだと思うんです。体調が厳しいのにお金の心配があるから、とにかく再就職したいと話す患者さんもいます。障害年金を申請して、しばらく治療に専念する選択肢もあるということは、この制度自体を知らないとできません。もし支給がなかったら、僕は働かなければならず、効くけれども副作用が強い治療薬を選択できなかったと思います。仮に働くために副作用の少ない薬に切り替えたとしても、効かない薬ならば命が長く続かないかもしれない。お金と生活と治療の選択は、常にせめぎ合いです」

体調次第でワークライフの優先順位を替える

清水さんはほとんど働けない身であることに忸怩たる思いを抱いています。本当は働きたいのに清水さんの今の生活の優先順位は、次のようにせざるを得ないといいます。

①治療（最優先せざるを得ないのは、副作用による生活への支障が大きいため）
②家族との時間（家事や子育ても含む）
③自分のやりたいこと（ＤＩＹなどの趣味）
④患者会の運営など社会貢献活動

⑤仕事（年に数回、体調を見て単発で前職のデザインの仕事を受ける程度）

②と③は、生活の質を高めて体調を整え、治療の効果を高めるのに大切なことだと清水さんは考えています。家の外装や内装を自分でリフォームしたり家具をつくったり、闘病を機にＤＩＹが新たな趣味に加わりました。

「僕は17年にがん性心膜炎を併発してものすごく体調が厳しくなった後、かなり無理をしながら見よう見まねでＤＩＹで、リビングから続くウッドデッキをつくりました。子どもや妻にとって、家で過ごす時間がよりよいものになったらと、終活の一環として家族に遺すということの実践でもありました。今はそのウッドデッキを自分も使っていて、そこで家族と朝ご飯を一緒に食べることもある。そんな日が来るとは思ってもいなかったので、本当に有り難いことだと感じています」

清水さんは、治療による副作用で極端に短縮された「活動できる時間」をいかに大切に使っていくかを考えるために、「やりたいことリスト」を順番づけしてスマホのメモアプリに入力し、常に更新しています。リストづくりを始めたのは、死の淵をさまよった時に、「残された時間をどのように生きるか」を考えたことがきっかけでした。最初は、すぐ目の前の小さな目標を書いていました。少しずつ治療に望みが出てきた時に、治療を頑張った自分へのご褒美としてやりたいことを書いたり、時には「子どもが自立するぐらいの年まで何とか生きる＝15年生きる」といった、自分にとっての大きな生きる目的をメモしたりするようにもなったといいます。

「死と隣り合わせのような時期もあり、ポッキリ心が折れてしまうようなこともありました。今思えば、少しでも希望や夢のようなものを挙げていくことで、無意識に心のバランスをとっていたのかもしれません」

今はこうしたメモを手がかりに、目標に向かってどのように生きるかを考えながら行動していると清水さんはいいます。

「今後、副作用が少なくかつ効果が出る薬が出てきてそれに切り替えることができたら、働ける期間が長くなるので、障害年金の等級を下げるなどして徐々に仕事を増やしていけます。治療がうまくいき体調が万全ということになれば、支給を受けなくてもまた働けるようになり家族を養えるかもしれない。それが自分にとって一番いいシナリオです」

まだ過酷な治療は続いていますが、清水さんは徐々に社会復帰に向けたシナリオも描き始めています。

おわりに——新しい医療を享受し暮らすということ

原稿を書き終え、あとがきに着手しようとしていた頃、３週間に一度の抗がん剤治療に入る直前の清水佳佑さんから、次のようなメールをもらいました。「はじめに」に登場する清水公一さんとは別の、もう一人の清水さんです。１年前にＹａｈｏｏ！ニュースの特集で取材した時から、オンラインツールやメールを通じて、往復書簡のように、膨大なやりとりを続けてきました。

受け取った文面を、清水さんの許可を得て引用します。

私はＨＥＲ２を標的にした治験を開始して、３年半近くが経ち、ゲノム医療によって今まさに命を助けてもらい、つないでもらっていると思っています。

それは、研究者や開発した方、またその薬をつくり届けてくださる方、患者の窓口となる医師やサポートしてくださる看護師の方々、また、家族や知り合いのサポート等々、いろいろな方の支えによって、自分が生かされているという思いです。

ただ、今のゲノム医療によって、私のように生存年数を延ばして生きている方もいれば、残念ながら旅立っていく方もいらっしゃいます。少し前に、親しくしていた同世代の方が亡くなりました。その方は、ある遺伝子変異のある肺がん患者さんでしたので、ＬＩＮＥで時折やりとりする仲だったのですが、僕よりも長生きして元気に暮らしていくんじゃないかなと勝手に思っていたんです。肺がんでは、その方の遺伝子変異に対応するお薬はとてもよく効く方もいらっしゃるので。

この先、がん治療においてもゲノム医療がさらに発展して、生存期間が延び、患者の生活もよりイキイキとしたものになっていくのだと思いますが、今はまだその発展途上にあります。光の部分もある一方、影の部分も見え隠れしているので、患者としてはモヤモヤするところもあります。

がん治療がより進展して少しでも命をつなぐことができること、近い将来がんがない世界になることを強く願っています。

私が患者会を設立した時、自分で設立しておきながら、「早くこの患者会がなくてもよい世界になればと思っています」と肺がん学会の患者会の紹介で話したことがありました。今も、その想いは変わっていないです。

清水佳佑

清水さんは、私との往復書簡のようなやりとりの中、新しい医療を享受できることへの感謝の気持ちと、発展途上の医療を受けながら暮らす上でふとよぎる不安な気持ちとがないまぜである心境を綴ってきたのです。清水さんの心情をひと言で表せば、「歯がゆさ」なのだと思います。私はこのメッセージを何度も読み返し、「掲載させてもらえませんか」と伝えました。新しい医療を享受しながら暮らす当事者としての内面が、ありありと映し出されていると感じたからです。清水さんは「患者の生活や治療、現状のことなどを知ってもらえるなら」と快諾してくれました。

この数年で、がん医療は劇的に変化しています。私は、「がん医療の今の姿」を等身大に伝えたいと考えました。これが、本書を書きたいと思った第一の動機です。今回、「患者の気づき」という言葉を軸にサバイバーの声や体験を集約したところ、「がんゲノム医療をとらえずして、今のがん医療は語れない」と思い至り、改めて最前線で活躍する医師や研究者にインタビューを行いました。

片や、自分の遺伝子の型を検査で調べ、国内外の医療情報を広く収集し、何とか自分に合う治療にたどり着きたいと模索する患者の姿。片や、多くの人に成果を届けたいと、がんゲノム医療をより精緻なものにしていく研究や実践に奮闘する医師や研究者の姿。取材を通じて、両者の姿が見えてきました。光を受け取る側にも、光をつくり出す側にも、それぞれの葛藤があることを知りました。

発展途上段階の医療は、「パズルのピース」を埋めていくプロセスでもあるわけです。がんという病を克服すべく、患者も医師も、薬をつくり出す研究者や製薬企業の人もみな協働していくのが、本来あるべき姿ではないかと強く感じました。とはいえ、国を挙げてのがんゲノム医療には、医薬品の高額化や限りある財源という、医療政策上の課題ものしかかってきます。私たちは、希望に向かいつつも難しい選択を迫られているという点も、認識しておかなければなりません。

２００３年に、私は国際ヒトゲノム計画に参加した日本の研究グループが「ヒトゲノム解読完了」を宣言する様を、会見場の記者席から眺めていました。アメリカのアポロ計画とも比べられる巨大な国際プロジェクトであり、13年の歳月と３５００億円もの費用が投じられました。６カ国24機関の力を結集してようやく一人分のゲノムを読み終えたというとてつもない規模の試みでした。

それが今や、「個別化ゲノム医療」として、一人ひとりの全ゲノムを解析した上で行われる医療のロードマップが描かれ、体制も整備されつつあります。この20年の変化を見れば、隔世の感を禁じ得ません。

それでも忘れてはならないのは、清水さんが発信するように、現時点でがんゲノム医療は発展途上の段階だということです。光を放つ領域は、どうしてもまぶしく見えてしまいます。「すぐにでも届く医療へ」とはやる気持ちは、私にもあります。それでも、光と影のコントラストが強い時代だからこそ、課題から目を背けない態度が求められていると、トータルの取材を終えて感じています。同時に、医療者、医療政策に携わる人々には、医療の受け手である患者の視点を置き去りにしないでほしいと強く願います。

そして、執筆の第二の動機は、「見つけた希望を伝えること」です。私は取材を通じて多くのサバイバーたちと出会い、希望の種《たね》をたくさん見つけました。不透明な時代にあっても、人はつながり合って互いの視点を共有し合う中で、目の前を照らすライトを灯すのだと実感しています。暗いトンネルの中にいても、足元を照らすことができれば、前へと歩を進めることはできます。課題を共有して多くの人の「生きる」「生き抜く」につなげていくことは、がんを「自分ごと」ならぬ「社会ごと」にしていく実践そのものです。治療中の人のみならず、立場を超えて「全員参加」で医療をつくる時代なのです。

サバイバーそれぞれの実体験は個別のもので、他の人にすぐ当てはまるものではありません。けれども、体験が積み重なった時に、〝共通項〟が見えてくることがあります。気づきが、別の気づきを呼び起こすこともあります。さらに、こうした気づきの連鎖反応の先に、〝時代のシッポ〟が見えてくることもあるのです。私はこの、〝共通項〟と〝時代のシッポ〟をとらえようと取材の旅を続けてきた——今はそんなふうに感じています。

本書にちりばめた治療や生活課題の乗り越え方はすべて、サバイバーや、その人を取り巻く周りの人たちから教わりました。「自分たちが体験してきたことを何らかの形で活かすことができるなら」と、たび重なるやりとりに応じてくださるなど、全面的に協力してくださいました。こうして本として形になったのも、一人ひとりがたくさんの視点を共有してくれたからにほかなりません。改めて皆様に感謝申し上げます。さらに、第一線でご活躍の医師・研究者の皆さまには、医学的な観点からの貴重なアドバイスを賜り、本当にありがとうございました。
また、本書の原稿の一部は、過去に各媒体で書いた特集記事を基にしています。初出記事の執筆の際に機会を与えてくださった「Ｙａｈｏｏ！ニュース特集」の一原知之さん、塚原沙耶さん、森健さん、長瀬千雅さん、ニュース週刊誌「ＡＥＲＡ」でご担当くださった片桐圭子さん、木村恵子さん、深澤友紀さん、「ＡＥＲＡ」と「ビジネスインサイダージャパン」の両媒体でお世話になったジャーナリストの浜田敬子さんに感謝の言葉を贈ります。そして、本書の企画段階から伴走してくださったＮＨＫ出版の依田弘作さんが根気強く励ましてくださったこと、心からお礼を申し上げます。

社会の側に、がんをどこか特別視する「構え」のようなものがなくなって、たとえがんになっても、誰もが生きやすい社会になってほしいと願っています。そのために、本書が風通しのよい社会をつくる一助になることを祈ります。

２０２２年７月

古川雅子

古川雅子 ふるかわ・まさこ

1972年生まれ。ジャーナリスト。上智大学文学部卒業。
「いのち」に向き合う人々をテーマとし、
病を抱える当事者、医療・介護従事者、
科学と社会の接点で活躍するイノベーターの姿を追う。
著書に『きょうだいリスク』(共著、朝日新書)。
「AERA」の人物ノンフィクション「現代の肖像」での執筆多数。
がんの治療現場や患者のルポを執筆して20年近く、
これまで100人を超えるがん患者たちと対話を重ねてきた。

NHK出版新書 684

「気づき」のがん患者学
サバイバーに学ぶ治療と人生の選び方

2022年9月10日　第1刷発行

著者　古川雅子 ©2022 Furukawa Masako

発行者　土井成紀

発行所　NHK出版
〒150-0042 東京都渋谷区宇田川町10-3
電話 (0570) 009-321(問い合わせ) (0570) 000-321(注文)
https://www.nhk-book.co.jp (ホームページ)

ブックデザイン　albireo

印刷　壮光舎印刷・近代美術

製本　二葉製本

Printed in Japan ISBN978-4-14-088684-7 C0247

NHK出版新書好評既刊